MAIGRIR

CHACUN SA SOLUTION

Voir autrement l'obésité

Éditions ELLEBORE.
Premier trimestre 1996
B.P. 01 - 75560 Cedex 12

ISBN 2-86898-555-6
ISSN 1242-4633

Docteurs TRAN KY, Gilles STEENKISTE, Jean-Michel GUILBERT

MAIGRIR
CHACUN SA SOLUTION

Voir autrement l'obésité

ellébore
ÉDITIONS

INTRODUCTION

I -DIMENSIONS ANTHROPOLOGIQUES DE L'OBESITE

« L'Homme a besoin d'amour certes, il a besoin de justice plus encore; mais il a surtout besoin de signification. « Cette remarque de Paul Ricoeur nous provoque à une réflexion sur le sens du corps dès qu'on tente d'aborder le problème de l'obésité

En fait, que savons-nous de notre corps composé de 2O8 os, de plus de 6OO muscles, sans parler des divers organes commandés par un fantastique cerveau capable de se programmer ? Et tout cela englobé dans 1,5 mètre carré de peau dotée de 3 millions de glandes à sueur servant à évacuer l'excès de calories produites..

Si chacun de nous se montre si attentif devant sa propre apparence physique, c'est parce que, consciemment ou inconsciemment, elle fascine son prorpiétaire, jusqu'à forger en lui une image d'identité. Bien que profondément ancrée, l'image corporelle ne demeure nullement neutre. Au contraire, elle interroge, rayonne de sens, réveille la sensibilité, envoie des messages qui demandent à être interprétés

Le corps humain est sans doute l'une des choses les plus étranges de la Création, l'une des plus insolites et des plus merveilleuses aussi. On comprend pourquoi la Genèse dit qu'il est créé à l'image de Dieu. Des générations d'artistes l'ont de tout temps sculpté, gravé, peint, dessiné, mimé, dansé, chanté... sans jamais épuiser la richesse esthétique qu'il incarne

Chacun, en se regardant devant le miroir, admire la forme de sa poitrine, de son ventre, de ses fesses, de ses cuisses... Il se définit en s'identifiant à sa propre image. Il reconnaît son corps, ce Moi présent, intime, secret. Mais souvent il découvre avec surprise, parfois avec insatisfaction, que sa silhouette s'est modifiée. Pis encore, il a l'impression qu'imperceptiblement le corps le trahit ! S'étonner de ces remarques quotidiennes serait d'ignorer la façon dont l'apparence physique opère en tant qu'être biologique et social. Il ne s'agit pas uniquement d'un problème de santé. Il s'agit surtout de la manière dont le corps ressent lorsqu'il est regardé par soi et par l'autre.

La fait d'avoir un corps n'implique absolument pas de tout savoir sur lui, et encore moins de le maîtriser. Dès lors est-il naturel que l'Homme ait recouru aux multiples moyens disponibles soit pour rehausser la beauté corporelle, soit pour en dissimuler les imperfections.

Ignorer ce comportement instinctif de la condition humaine serait impardonnable. Car l'ignorance peut conduire à l'aberration, à la superstition, à l'angoisse, aux blessures inutiles. Certaines d'entre elles ont été même infligées au nom de la Science. D'autres par la négligence et par la méconnaissance.

Tous les humains, en dépit de leur diversité, appartiennent en réalité à une seule et unique race. Ce qui explique que tous les corps humains sont fondamentalement identiques, à part la couleur de la peau due à l'ensoleillement reçu.

Cependant, sur le plan purement anthropométrique, les différences en tailles et en poids accusent des variations considérables.

Entre le sujet le plus grand (2,3 m) et le sujet le plus petit (O,54 m) qu'on a pu mesurer, la proportion dépasse 4.

Quant au poids, l'homme le plus lourd peut peser jusqu'à 1O fois plus que celui considéré comme le plus léger (19 kg).

A part ces quelques rares aspects distinctifs, tous les humains se ressemblent étrangement. Le monde changerait de visage s'ils savaient qu'ils sont par leur nature frères de sang ! Mais les signaux émis par leur corps peuvent être interprétés différemment selon le contexte culturel de chaque individu.

II - LE CORPS EST TOUTE SEDUCTION

La répartion du tissu graisseux sur les parties du corps et entre l'homme et sa compagne ne se fait pas du tout au hasard.

Au cours de l'évolution, comme les exigences de la survie imposent de plus en plus le partage des tâches. Les hommes se chargent donc de la chasse, tandis que les femmes se dévouent à l'entretien du foyer et à la protection des petits.

A force de courir derrière les gibiers, les premiers acquièrent une robuste musculature. Ils développent en même temps leur cage thoracique dont le souffle s'améliore considérablement. En gonflant leur poitrine et leurs biceps, ils s'en orgueillissent d'appartenir au sexe «fort».

Les femmes s'adaptent à leur fonction biologique et familiale par un élargissemnt des hanches qui facilite l'accouchement. L'allaitement les oblige d'autre part à se doter d'une réserve de graisse plus abondante, essentiellement localisée au niveau des seins, du ventre, du bassin, des cuisses.

Cette beauté sublime fut immortalisée depuis l'aube de l'humanité par nos ancêtres de la préhistoire. Ainsi le témoignent les nombreux «Vénus de caverne» aux silhouettes arrondies.

Curieusement, notre espèce s'avère pratiquement la seule à accuser une différence aussi marquée en tissu graisseux entre le mâle et la femelle.

A ces caractères distinctifs modelés par la nature s'ajoutent ceux créés par les moyens culturels qui tendent à amplifier ces traits marquants en rendant les femmes hyperféminines et leurs partenaires plus virils.

Jadis, le fait d'arborer sa bedaine était considéré comme un signe de richesse. Le ventru séduisait plus les dames que les gringalets, parce que sa masse garantissait l'aisance matérielle laquelle, seule, lui a permis de se gorger de nourriture..

Depuis, la médecine et la psychanalyse se mêlent à la mode pour compliquer la situation

«Le ventre, nous explique G. Duhamel, ce n'est pas une mince affaire de graisse et d'avachissement, c'est une déformation morale.

On prend du ventre quand l'esprit se relâche et consent à la décadence.» En Orient, nombreuses étaient et sont encore les femmes qui adorent un ventre bien rond portant en son centre un nombril large, bien dessiné et bien centré, se prêtant parfaitement aux jeux de l'amour et du hasard.

A y regarder de près, l'homme et la femme n'ont pas la même forme de ventre. L'abdomen féminin, qu'il soit plat ou provoquant est toujours envoûtant. Léonard de Vinci, ce génie qui avait mesuré l'anatomie humaine en long, en large et de travers, ne s'est pourtant pas aperçu que la femme a un ventre plus long et plus arrondi dans sa partie inférieure.

Le nombril ornant son centre est aussi plus profond. L'orifice signale la proximité du sexe, reçoit le premier l'hommage des caresses qu'il guide vers le pubis. Tout ventre généreux offre un ombril ensorcelant. Il s'ouvre au doigt, à la langue, au gland ou au gros orteil et sait les gâter et se laisser gâter.

La position debout lui imprime par contre une fente discrète évoquant celle du vagin. Cela ressort encore plus nettement sur un abdomen mince. Est-ce dans le but d'accentuer cette attirance que la nature l'a aussi placé plus haut par rapport à celui de son partenaire ? Aux Indes, toute femme élégante, moulée sous son long sari, laisse appraître le charme de son nombril.

Grâce à la plasticité de la couche adipeuse couvrant l'abdomen, la poitrine et les hanches, secouer, tourner et onduler, que ce soit dans la danse du ventre ou en posture amoureuse, confèrent au corps féminin une séduction irrésistible.

Selon les ethnologues, ce serait lors des accouchements, en position accroupie, que ces rotations et contortions contribuaient le plus à faciliter l'expulsion du foetus. Ayant acquis de l'expérience, nos aïeules ne tardaient pas à les appliquer au cours de leurs ébats

Dans le monde des primates, seule notre espèce adopte la copulation de face. L'intimité du ventre contre ventre procure en effet le maximum de jouissance grâce à l'étendue des zones sensibles. Que la taille soit fine ou potelée, elle garde toujours ses proportions esthétiques, et encore plus leur éroticité. Par son incomparable beauté, le corps féminin reste le thème éternel qui inspire les artistes.

III - LES HANCHES MAIGRES N'ATTIRENT GUÈRE LE REGARD

L'erreur serait donc de croire que seule la maigreur réussit à séduire. Comment provoquer l'impact avec la démarche aux fesses immobiles des mannequins ? Qui peut rester indifférent devant cette évolution sensuelle qu'a si bien décrite Pierre Loti ? « Elle sourit et puis passa, s'éloignant comme elle était venue, lente, d'une allure balancée, où ses hanches se devinaient souples et libres sous son costume. « (in «Matelot»). Le mot hanche désigne le bassin qui relie l'abdomen aux cuisses

D'où son nom dérivé du vieux verbe gaulois «hink» signifiant boiter. La femme présente une ceinture pelvienne plus large. C'est aussi à ce niveau que se fait le stockage du tissu graisseux

Résultat, l'homme grossit par le ventre, et la femme par les hanches et les cuisses. Ce qui creuse davantage la cambrure de notre compagne. Ces lignes, à la fois flexueuses et saillantes, évoquent un puissant symbolisme sexuel qui surgit de la nuit des temps. Elles avaient tant inspiré l'art sumérien, l'art nègre et les silhouettes au repos de H. Moore

Pour faciliter l'accouchement, l'articulation du bassin féminin garde une plus grande mobilité, favorisée aussi par une musculature harmonieuse due à la station debout. Cette flexibilité physiologique a pour effet inattendu de produire un signal de séduction encore plus attrayant

« Elles marchent avec des roulements de hanches.» Jules Romains ne fut certainement pas le seul à en être émerveillé

En serrant la taille ou en ornant sa jupe de plis ou de rembourrages, la femme intensifie la sveltesse de son dos. La mise en valeur par le port de corset étouffant servait durant des siècles à rehausser la rondeur des fesses. L'ombre des seins voluptueux dansant au-dessus d'une «taille de guêpe» a longtemps hanté l'imaginaire

« Elle s'avance, balançant mollement sa torse si mince sur ses hanches si larges «, chanta Baudelaire dans «Le Spleen de Paris»

Des exagérations ridicules, imposées d'ailleurs par une société où prédominait la valeur masculine, finirent pour soulever la révolte. La mode garçonne, en effaçant le contour des hanches libéra la femme des compressions aberrantes. Mais d'autres tyrannies ne tarderont pas à s'abattre sur elle

Aujourd'hui, le régime mannequin remplace le corset d'antan. En se voulant mince, la femme se mange par le «cannibalisme» de sa plasticité naturelle. Elle croyait, et on le lui fait croire aussi, que la restriction des calories affame ses graisses; en réalité ce sont souvent les muscles qu'elle détruit

Plus fâcheux encore, la ligne, obtenue au prix de nombreux mois de privation, modèle une finesse élancée. Mais le contraste entre taille et hanches s'estompe. Amaigrie et rectiligne, la femme envoie certes des signaux plus discrets, plus purs, et d'une fraîcheur virginale... Mais celle qui respecte le reflet de sa courbe naturelle enchante tout autant, sinon plus, par sa nubilité arrondie

Tout cela prouve que la notion d'esthique apparaît difficile à définir. L'admirateur seul voit la beauté qu'il contemple, mais il ne sait pas pourquoi elle le ravit. Le poids n'a rien à voir avec la séduction, l'intelligence, la compétence, la réussite... Il y a des femmes fortes de grande beauté, comme il y a aussi des génies obèses... L'inverse bien sûr existe. Quand on pense que certains médecins osent prétendre qu'une femme grosse est incapable d'enseigner. Cela a de quoi faire retourner Pasteur dans sa tombe

IV - QUAND LES SEINS IMITENT LES FESSES

Si l'esthétique ne repose pas sur un problème de graisse, par contre ne pas en avoir en excès dans le sang protège incontestablement la jeunesse des artères. Que la personne qui cherche à maigrir ne fasse pas un faux procès contre le poids. Car une régime excessif qui fait mal maigrir peut causer des dommages regrettables à la santé. La poitrine s'aplatit. La peau peut se ternir, perdre son éclat, devenir flasque, froissée, pendue comme une loque sur un corps décharné..

«Ce qu'il y a de mauvais dans votre affaire, soupira A. France, c'est que cette fille n'avait pas de poitrine. Une femme sans poitrine, c'est un lit sans oreiller.» Est-ce un tel piteux état que l'on recherche ? Savoir maigrir en beauté est à la fois une science et un art

L'une des particularités de notre espèce est que les seins féminins remplissent deux fonctions distinctes: parentale et sexuelle

Tout d'abord, ces organes s'hypertrophient à partir des glandes sudoripares, s'entourent d'une masse conique de tissus gras en vue de générer cette sueur enrichie appelée «lait»

Chose curieuse, à la différence des autres singes supérieurs qui sont nos proches cousins biologiques, les seins féminins ne disparaissent pas du tout après la période d'allaitement. Ils conservent leur charmante masse bien en chair au cours de la vie de reproduction, de la puberté à la ménopause

Mais c'est leur deuxième fonction, sexuelle, qui nous sidère, car elle n'existe pas chez les autres animaux, ni chez les autres primates supérieurs. Par leur forme, leur ondulation, leur brillance, leur odeur, leur fermeté tactile, leur sensibilité.., les seins féminins, même cachés, excitent par leur simple présence. Ils provoquent, initient le prélude des rituels amoureux

Le plus incroyable est que l'adaptation à la fonction érotique va jusqu'à conférer aux seins féminins la configuration des fesses ! Ce qui est tout à fait différent des autres primates femelles qui utilisent uniquement leur derrière rougi pour attirer le mâle

Ainsi donc, qu'elle soit perçue de face, de profil, ou de dos, la femme peut toujours continuer à émettre des messages émouvants. Inutile de dire qu'une poitrine somptueuse séduit bien plus qu'une poitrine amaigrie. Le résultat sera d'autant plus indésirable si l'amaigrissement se produit trop vite sur des seins parfaitement formés. Perdre son poids par n'importe quel moyen peut faire tomber les seins ! L'imprudence aboutit parfois à un état désastreux

Ce que l'on ignore souvent est la présence des glandes spéciales autour de chaque mamelon. Ces glandes fonctionnent de la même façon que celles qui garnissent la région des aisselles et du pubis

Leur senteur érogène enivre terriblement le cerveau olfactif de l'homme. Et l'on comprend pourquoi il s'y attarde longuement lors de la tendresse

Il arrive hélas que les seins meurtris par une restriction alimentaire inappropriée se dessèchent. Ils tarissent même leur sécrétion de molécules odorantes. Heureusemnt, le fait de récupérer leur plasticité perdue leur redonne joie à la vie

L'idéal serait de conserver la courbe des seins et des hanches tout en affinant la taille. C'est très difficile, mais pas impossible si l'on sait maigrir lentement et intelligemment, avec un régime équilibré et agréable adapté au biorythme individuel. Alors parviendra-t-on à cette magnificience presque irréelle qui avait tant ébloui Proust dans «la Prisonnière» : « Ses deux petits seins haut remontés étaient si ronds qu'ils avaient moins l'air de faire partie intégrante de son corps que d'y avoir mûri comme deux fruits. « Corset, soutien-gorge, décolleté, et parfois la chirurgie esthétique... constituent les artifices habituels pour rehausser l'éclat et la fermeté de la poitrine. Et ce, en dépit des règles sévères que les sociétés puritaines avaient élaborées pour la comprimer. Effacer l'indécence, empêcher la nature de suivre son cours furent longtemps l'obcession des moralistes

V - LA LONGUE MAITRISE DU CORPS

Trop habitués à l'image renvoyée par le miroir, nous croyons connaître notre corps. Nous ne nous doutons pas de sa complexité ni de son dynamisme, et encore moins de sa susceptibilité. Animaux culturels et sensibles, nous le trouvons gros alors qu'il ne l'est peut-être pas. Nous le percevons comme maigre alors que le niveau des lipides du sang dépasse la normale. C'est dire que les dimensions anthropologiques de l'obésité sont à l'échelle de l'Homme

A travers les générations, l'Homme a sans cesse rêvé de maîtriser son corps, en rectifiant son apparence soit par des vêtements, soit par le régime alimentaire et le mode de vie, parfois même par de véritables tortures comme la compression, le serrement, le soutien renforcé..

Il s'agit là d'une pratique universelle, qui a pris des aspects spectaculaires dans les sociétés dites traditionnelles. Même notre chirurgie esthétique moderne ne fait que rejoindre à sa manière ses tendances ancestrales de marquage et d'identification socio-culturelle qui visent essentiellement à valoriser le corps

Le fait de se sentir conforme au canon esthétique admis procure une intense satisfaction intérieure. On acquiert alors la certitude d'appartenir à un groupe déterminé, bien que l'on cherche désespérément à sauvegarder son individualité. Cette ambiguité caractérise le modèle reçu ou imposé, défini par la tradition, la philosophie, la culture, voire par des connaissances plus ou moins superficielles. Tout modèle peut accéder au rang de mode pour dicter sa loi. Ainsi commande-t-il en éthique provisoire

Même des disciplines comme la médecine, la nutrition, la diététique.., qui sont par excellence des sciences positives, n'ont pas totalmement échappé au mirage de la mode. Le sel, le pain, le vin, l'huile d'olive... par exemple furent durant des décennies accusés de provoquer l'obésité ! Ces faits montrent à quel point les thérapeutes, ces «hommes de l'art», ont été sensibles aux différents courants de pensée de leur temps

Dans l'approche des problèmes que soulève le tissu graisseux, le chemin à parcourir reste certes long, mais nous sommes de plus en plus conscients que l'interprétation subjective doit désormais rencontrer l'objectivité laquelle, en principe, ne peut se fonder que sur celle de la biologie moléculaire et de la médecine expérimentale. La connaissance est l'unique voie royale pour glorifier le corps dans sa beauté et sa force, pour lui servir aussi

CHAPITRE I

LE TISSU GRAISSEUX AU COURS DE LA VIE

I - LA LIPOGENESE CHEZ L'EMBRYON ET LE FOETUS

Notre organisme a impérieusement besoin de stocker l'énergie sous la forme de graisse afin de pouvoir survivre dans un milieu où l'apport de vivre n'est pas toujours facile à trouver.

Cette merveilleuse faculté a sauvé notre espèce des disettes chroniques d'autrefois. Si la vie, dès le début, a préféré d'emblée recourir à la graisse plutôt qu'au glucose et à la protéine, c'est parce que son rendement énergétique apparaît de loin supérieur aux deux autres.

Un gramme de lipide procure en effet 9 kilocalories.

Au commencement donc, et à partir du stade de l'embryon même, le tissu gras est déjà là pour nous nourrir et nous modeler. Nous ne dirions jamais assez combien nous lui devons d'exister.

Etant donné que les cellules doivent se multiplier rapidement pour bâtir un être humain en espace de 3 mois seulement, il faut donc ravitailler les diverses couches de tissus par un réseau complexe de vaisseaux sanguins. La réserve nécessaire à ce système de logistique provient justement des cellules graisseuses (les adipocytes) qui entourent les artères, les veines et les organes en gestation. En plus de l'énergie, les graisses fournissent aussi des acides gras et du cholestérol pour tisser la membrane cellulaire, fabriquer les hormones, tout en moulant la charpente du corps.

Mais il ne s'agit pas à proprement parler de tissu graisseux. Ce sont des cellules embryonnaires bonnes à tout faire. Elles peuvent évoluer en cellules de toutes sortes: musculaires, sanguines, osseu ses... ou graisseuses. On les appelle cellules totipotentes, parce qu'elles possèdent toutes les potentialités de la métamorphose.

Certaines seulement de ces jeunes cellules se chargent d'un peu plus de graisse et participent à la construction du chantier. Néanmoins, elles se tiennent prêtes à se transformer en d'autres sortes de cellules, si les circonstances l'exigent.

Très tôt, au premier mois de la gestation, l'embryon dispose déjà d'une quantité adéquate de graisse brune, née justement de ces cellules totipotentes qui deviennent d'abord des adipoblastes, c'est-à-dire des cellules graisseuses jeunes. Ils évoluent ensuite vers les préadipocytes avant de devenir adipocytes.

Ce tissu, bien qu'à l'état d'ébauche, présente une texture lâche et une couleur plus foncée. Il englobe tous les organes et les vaisseaux à nourrir.

Mais la graisse blanche n'existe pas encore. Elle n'apparaîtra qu'à partir du 3e mois, et sur quelques sites précis: les joues, le cou, le thorax, les fesses... Sa quantité reste insignifiante par rapport celle de la graisse brune qui prédomine.

Que la graisse soit brune ou blanche, elle est composée de 3 familles de cellules graisseuses d'âge différent: les adipoblastes, les préadipocytes et les adipocytes. Tout au long de la vie, les plus jeunes, les adipoblastes, naissent pour remplacer les adipocytes veillis.

Ce renouvellement des générations se maintient au cours de l'existence. Il atteint son rythme maximum au cours de la puberté, la grossesse, la lactation et la ménopause. Il s'accentue aussi après la soixantaine par manque d'activité physique.

Comme nous le constatons, la genèse de la graisse chez l'embryon et le foetus suit scrupuleusement un programme établi d'avance. Pendant les 3 premiers mois de la vie, l'embryon ne possède pratiquement pas de tissu graisseux en réserve. Il en dispose juste assez pour ses besoins.

A partir du 6e mois seulement, il commence à en stocker. Et son goût pour l'épargne va s'accentuer au cours des 2 derniers mois de la vie intra-utérine. Curieusement, seule l'espèce humaine se montre prévoyante.

Chez les autres animaux, le foetus n'a pas tendance à développer sa réserve de graisse. Cette différence montre l'importance de la fonction graisseuse chez les humains. Plus fragile qu'un petit veau, le bébé doit pouvoir survivre quelques jours grâce à sa réserve, en attendant la montée laiteuse de la mère.

La lipogenèse foetale dépend aussi du taux de sucre sanguin chez la mère. Le bébé obèse né d'une maman diabétique est bien connu.

D'où la nécessité absolue de la surveillance du poids et de l'alimentation chez une femme gravide, qu'elle soit diabétique ou pas.

D'autant plus qu'un gros foetus complique terriblement le déroulement de l'accouchement. D'autre part, une obésité infantile risque de faire le lit de l'obésité adulte.

II - L'ENFANT MAIGRE ET L'ENFANT GRAS

Le bébé joufflu se voit moins fréquemment grâce à la mise au point des poudres de lait dont la composition se rapproche de celle du lait maternel.

Vers la 2e année par contre, le risque de suralimentation peut survenir. Dans certaines familles, l'incapacité de créer des conditions propres à maintenir l'enfant occupé finit par l'ennuyer. L'ennui s'irrite. Pour le calmer, les parents ont pris l'habitude de lui offrir un jus de fruit, du lait ou des biscuits. Ces gestes simples deviennent un moyen efficace qui apaise les chagrins de l'enfant, met fin à ses harcèlements.

D'autres parents suralimentent l'enfant parce qu'il leur paraît trop faible, trop chétif. Il convient d'éviter ces erreurs. Toutes les études confirment que les enfants qui grandissent bien ne mangent pratiquement qu'au cours des 3 repas et du goûter. Ceux qui grignotent tout temps présentent d'ailleurs une croissance comparativement plus faible.

Normalement, un enfant n'est pas gros. Sa taille apparaît plutôt élancée. A cet âge, constituer une réserve de graisse n'est pas une priorité physiologique. Son organisme développe avant tout la musculature et l'os. Et le peu de graisse qu'il a se répartit en mince couche sous la peau, sans s'accumuler sur une partie quelconque du corps.

Seul un déséquilibre alimentaire majeur peut dérègler cette distribution harmonieuse. Le poids de l'enfant correspond dans la plupart des cas à sa taille, à son âge et à son sexe. Les pédiatres, les médecins de famille, les médecins scolaires disposent des tableaux de référence indiquant la marge dans laquelle évolue le poids d'un enfant. Ce qui permet de détecter rapidement les moindres écarts de développement.

Bien que le rythme de développement accuse parfois quelques irrégularités au cours de la croissance, des corrections spontanées se produisent lors des périodes de poussée. A l'approche de la puberté, le corps s'engraisse un peu, plus particulièrement chez la fille que chez le garçon. Mais la réserve disparaît rapidement sous l'effet de l'activité physique et d'une alimentation équilibrée.

Si le poids d'un enfant dépasse de 2O % du poids standard correspondant. L'obésité est évidente et elle est d'autant plus préoccupante lorsqu'elle s'accompagne d'un retard de croissance. En général, il s'agit souvent d'une cause hormonale compliquée par une alimentation trop riche en sucre et en corps gras. Les troubles hormonaux, endocriniens, ne sont jamais les seuls responsables.

De nombreux cas d'enfants obèses présentent une taille tout à fait satisfaisante. Ici, seules les erreurs alimentaires sont en cause. Le fait de corriger le déséquilibre remet la situation dans l'ordre.

Toute augmentation anormale de poids chez l'enfant doit être suivie médicalement. C'est la prévention la plus efficace contre l'évolution vers une obésité définitive. Car la plupart des obèses adultes ont été eux-mêmes des enfants gras.

Le propre de l'obésité infantile est que les cellules graisseuses jeunes n'évoluent pas vers l'hypertrophie. Elles se multiplient simplement à partir des cellules souches dormantes, les adipoblastes. L'adiposité envahit d'abord le tronc, gonfle la poitrine des garçons de seins de fillette (la gynomastie), puis elle gagne les joues, les membres.., rétracte la verge sous un pubis gras.

Quelle est la fréquence de l'obésité chez les jeunes ? Elle varie d'un pays à l'autre suivant le contexte économique, familial et socio-culturel: 6 % en Suisse, 8 % en France, 10,5 % aux Etats-Unis.

Ce qui semble inquiétant est que ce taux tend à augmenter, sous la puissante pression de la télévision qui procède à un véritable lavage de cerveau en inculquant aux enfants telle ou telle marque de sucreries.

III - EVOLUTION DU TISSU ADIPEUX CHEZ L'ADULTE

La quantité de graisse corporelle varie considérablement d'un individu adulte à l'autre. Cette diversité provient de multiples facteurs: génétiques, psycho-émotionnels, familiaux, socio-culturels.

Dans l'ensemble, avec l'âge et chez les deux sexes, l'organisme tend à accumuler plus de tissu gras. Une enquête scandinave révèle qu'entre 20 et 30 ans, le nombre de femmes obèses reste au voisinage de 5 % contre 15 % entre 50 et 70 ans.

Par ailleurs, l'adiposité envahit non seulement le corps tout entier, mais surtout se localise au niveau de l'abdomen. Lorsque la paroi du ventre s'épaissit, la graisse s'accumule également sur le péritoine, ce double feuillet qui couvre les viscères.

L'examen par résonnance magnétique nucléaire (RMN) a permis aux chercheurs suédois de mettre en évidence que la surface de graisse viscérale augmente avec l'âge entre 20 et 60 ans et ce, pour les deux sexes. L'augmentation va de 38 à 47 % de la surface totale de graisse abdominale.

Les hommes possèdent en moyenne plus de tissu adipeux sur et dans le ventre. Chez eux, la graisse viscérale occupe souvent 2O % du volume adipeux total du corps, contre 8 % seulement chez sa compagne. Dans les cas extrêmes, elle atteint 34 % chez l'homme gras ! Plus injuste encore, certains sujets, apparemment en forme, ignorent qu'ils cachent une masse grasse dans leur abdomen... On conçoit pourquoi les hommes sont aussi plus fréquemment victimes des complications de l'embonpoint.

Les régimes amaigrissants ne manquent guère. En général, ils sont plus ou moins fantaisistes. Si bien que le succès escompté à long terme déçoit plus d'une fois leurs adeptes. Tout cela est dû à l'ignorance des caractéristiques biologiques du tissu graisseux.

En effet, l'homme et la femme ne réagissent pas de façon identique face un même régime. D'autre part, chaque partie du corps maigrit différemment suivant son propre rythme. Au comble de l'injustice, certains individus perdent plus vite leur poids, tandis que d'autres traînent, et sont même accusés de manger en cachette ! Sous une alimentation correcte, l'amaigrissemnt se produit d'abord au niveau de la graisse abdominale, puis le thorax commence à s'amincir, et enfin les membres. Il n'en est pas ainsi chez la femme. Notre compagne se réjouit certes de voir le ventre maigrir le premier. Cependant, la couche adipeuse du bassin et des cuisses résiste pendant un certain temps. Et ce, même si elle pratiquait assidûment de longues séances de gymnastique ! Apparemment, l'obésité féminine s'avère plus difficile à vaincre. Nous ignorons le pourquoi de ce phénomène. Néanmoins, avec patience et régularité, elle réussira toujours à contrôler son poids.

GÉNÉALOGIE DES CELLULES GRAISSEUSES (VOIR FIGURE PAGE SUIVANTE)

Les cellules graisseuses de l'embryon (1) jouent un rôle primordial dans le modelage des organes en gestation. Elles leur fournissent en même temps de l'énergie et de la matière première (aci des gras, cholestérol) pour former leurs membranes.

Ces cellules sont considérées comme totipotentes, car elles peuvent évoluer vers diverses catégories de cellules (sanguines, musculaires, conjonctives...) Certaines d'entre elles donnent naissance aux adipoblastes (2) qui sont les ancêtres directs de nos tissus gras. Mais leur capacité à stocker de la graisse ne se manifeste pas encore.

Très rapidement, apparaissent parmi leurs descendants des préadipocytes (3), richement dotés de mitochondries fonctionnant comme des microcentrales (couleur rouge).

Au sein de l'embryon, naissent d'abord les adipocytes bruns (4) issus des préadipocytes. Leur enzymes commencent déjà à élaborer une petite quantité de graisse (colorée en jaune). Cette réserve est facilement mobilisable par la commande nerveuse.

FIGURE 1

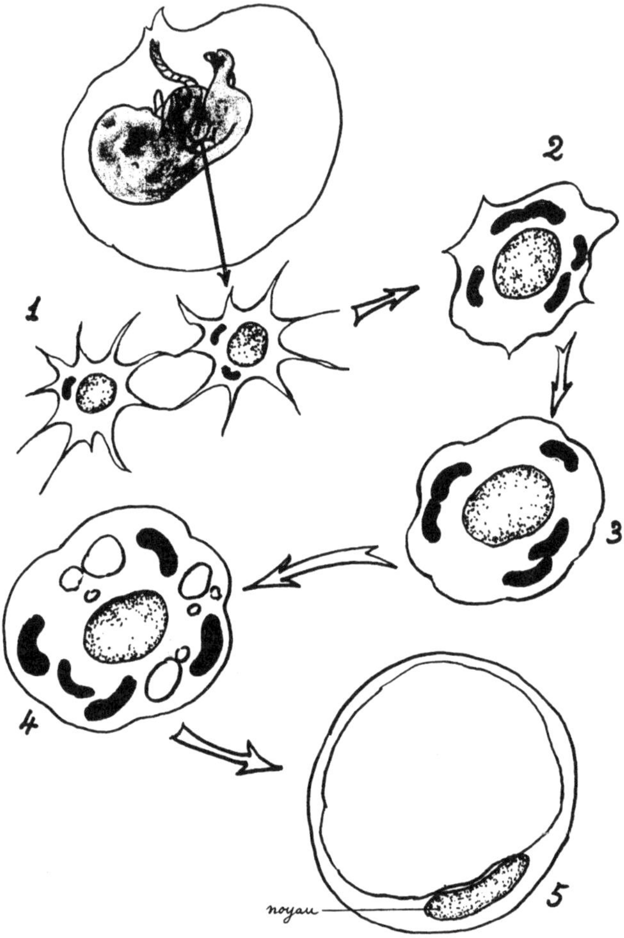

Vers la fin du septième mois, le foetus commence à disposer de quelques adipocytes blancs (5). Chacun d'entre eux est gorgé d'une grosse goutte de lipide qui refoule dans un coin le noyau de la cellule. Après la naissance, la plupart des adipocytes bruns se métamorphosent en adipocytes blancs.

Un ensemble d'hormones et de systèmes de régulation contrôlent étroitement ces processus de multiplication et de différenciation.

Toute notre vie, la population des adipocytes varie relativement peu. Cependant, leur nombre et leur taille peuvent augmenter au cas où l'apport alimentaire devient excessif ou déséquilibré.

CHAPITRE II

A CHACUN SA GRAISSE

I - A LA RECHERCHE DES RACINES DE L'OBESITE

A côté des groupes sanguins, il y a de plus les groupes tissulaires (le Système d'Histo-compatibilité ou HLA) découverts vers les années 60 par Jean Dausset. Ces célèbres travaux apportent la preuve que chaque homme possède une personnalité biologique spécifique.

Chacun de nous constitue donc un échantillon unique. Non seulement par son histoire vécue, mais aussi en tant que «terrain» génétique et biochimique exprimant ses propres facultés et réagissant à sa manière aux pressions de l'environnement.

D'immenses perspectives s'ouvrent désormais à la recherche sur le tissu graisseux, grâce à l'apport insoupçonné de cette biodiversité humaine. Aujourd'hui, toute enquête épidémiologique concernant l'obésité, voire son approche thérapeutique comporteront nécessairement une composante génétique importante, que l'on commence seulement à entrevoir et à prendre en considération.

Cependant, la complexité du problème dépasse l'imagination des chercheurs. Car il n'y a pas un gène qui favorise l'embonpoint, mais plusieurs gènes et leurs variantes dont l'interaction semble aussi subtile qu'énigmatique.

Exactement comme en musique, la note «la» peut modifier sa tonalité en cas de «la» majeur ou de «la» mineur, un gène peut s'exprimer différemment selon qu'il est en accord avec tel ou tel autre gène ou variante. Et puis, parmi les centaines de milliers de gènes programmant notre espèce, lesquels en sont vraiment responsables ? En laboratoire et chez les animaux d'expérience, il est certes possible de créer, par croisement consanguin, des souches de souris ou de rats nés obèses. Ce type d'obésité, héréditaire et artificielle, ne ressemble en rien à celle des humains qui est plutôt multifactorielle, c'est-à-dire provoquée par des causes aussi bien biologiques qu'environnementales.

II - L'HEREDITE DEVOILEE

Pour comprendre l'importance du facteur génétique chez les sujets obèses, il semble que la voie la plus logique serait de procéder par l'étude des jumeaux. Car si l'un d'entre eux avait hérité d'une tendance à grossir, l'autre le recevra obligatoirement.

Les chercheurs ont, dans un premier temps, sélectionné 2 000 paires de vrais jumeaux et 2 000 paires de faux jumeaux, tous âgés entre 40 et 50 ans.

Rappelons que les vrais jumeaux sont issus d'un même oeuf, ils sont par définition monozygotes. A l'inverse, les faux jumeaux sont nés de deux oeufs distincts. Leur patrimoine génétique ne se ressemble pas. Ainsi les qualifie-t-on d'hétérozygotes.

L'enquête consiste ensuite à comparer leur poids actuel à celui enregistré à l'âge de 20 ou 25 ans lors de leur service militaire.

Bien entendu, le poids est calculé par rapport à la taille afin de faire ressortir si l'obésité existait déjà dans leur jeunesse.

Le résultat révèle que chez 60 % des vrais jumeaux, l'obésité frappe les deux frères à la fois. Par contre, chez les faux jumeaux, ce pourcentage tombe à 32 % seulement. Autrement dit, au cas où l'un des deux vrais jumeaux est gros, l'autre aura plus d'une chance sur deux de le devenir.

A l'évidence, le facteur génétique pèse lourdement sur l'évolution pondérale des sujets ayant hérité d'un terrain à risques susceptible d'engendrer le surpoids. L'emprise biologique s'avère même plus marquante chez les vrais jumeaux que chez les faux.

Néanmoins, le fait qu'il existe aussi des jumeaux maigres après avoir été obèses prouve amplement que l'hérédité n'agit pas seule.

D'autres facteurs interviennent dans le déclenchement de l'obésité.

Une étude canadienne conduite par Cl. Bouchard chez 12 paires de vrais jumeaux volontaires soumis à un régime alimentaire anormalement riche confirment le même résultat. A savoir que si l'un des deux frères grossit, l'autre le sera également. On note cependant une différence nette de poids chez les diverses paires de jumeaux, étant donné que la particularité génétique imprime à chacune un rythme individuel dans le stockage des graisses.

Personne ne grossit ni ne maigrit comme son voisin, sauf chez les vrais jumeaux soumis à un régime identique. Vu sous l'angle génétique, les tendances biologiques tirent la ficelle dans l'ombre.

Prendre du poids ou en perdre apparaît ainsi comme une affaire strictement personnelle.

Découvrir le biorythme individuel n'est pas une vue de l'esprit ou une histoire d'astrologie. Il existe bel et bien chez chacun une faculté spécifique à générer le tissu graisseux selon un rythme personnel. Il en est de même à propos de la conversion de cette graisse en énergie. Pour une alimentation semblable, le poids ne bouge pas chez les uns, tandis que d'autres acquièrent parfois 1O kilogrammes de trop. Mais nous ignorons quelle est la part exacte de cette hérédité.

III - UN FACTEUR GENETIQUE... DE POIDS

Les enfants nés des parents obèses le deviendront-ils forcément ?C'est là un problème que se posent de nombreuses personnes dont l'un des parents ou les deux présentent un excès de poids. Plusieurs enquêtes récentes semblent répondre par l'affirmative.

Une équipe de chercheurs de l'Université de Pennsylvanie, dirigée par le docteur R.A. Price, a d'abord recensé 357 enfants nés de mères obèses et adoptés par des parents de poids modéré. L'âge de ces enfants s'échelonne au moment de l'enquête entre 18 et 38 ans.

L'étude révèle que la plupart de ces enfants, tout en vivant dans un milieu familial dont l'habitude alimentaire ne comporte aucun abus, manifestent tout de même une tendance à grossir.

Plus inattendu encore, on s'aperçoit que les filles nées de mères obèses courent un plus grand risque d'obésité par rapport à leurs frères. Le poids de la mère biologique exerce même une influence prépondérante sur ses enfants. Par contre, le poids du père biologique apparaît moins déterminant sur celui des descendants.

Cela revient à dire qu'on a plus tendance à grossir si l'on est né d'une mère obèse. Evidemment, les enfant, et en particulier les filles, issus des parents présentant tous les deux un excès de poids, accusent une susceptibilité encore plus grande vis-à-vis des écarts alimentaires. Mais leur obésité n'est pas inévitable.

D'autres chercheurs de l'Université de Iowa et de l'Institut National de la Santé Mentale des Etats-Unis ont aussi obtenu des résultats analogues, à savoir la forte corrélation entre le poids des enfants adoptés et celui des parents biologiques. Comment expliquer ce phénomène ? Les spécialistes de la biologie moléculaire font remarquer que lors de la fécondation, le spermatozoïde n'apporte que son lot de patrimoine génétique, tandis que l'ovule contribue à l'acte dans sa totalité, en offrant à la fois et son noyau et le cytoplasme qui l'englobe.

L'oeuf fécondé hérite non seulement du patrimoine génétique du père et de la mère. Il reçoit en plus le cytoplasme de l'ovule qui renferme entre autre des mithochondries, (voir l'illustration).

Or, ces organites (les mitochondries) ont pour mission de générer de l'énergie électrique au sein nos cellules. Ils fonctionnent comme de véritables microcentrales du vivant. Du microbe à l'homme, ce sont ces mitochondries qui convertissent l'acide gras et les dérivés du glucose en calories. C'est pourquoi, elles renferment aussi de l'acide désoxyribo-nucléique (ADN), cette fameuse molécule en double hélice située dans le noyau et sur laquelle s'inscrit le code génétique.

Ces faits montrent que chacune de nos cellules bénéficie d'un héritage maternel bien supérieur à celui reçu du côté du père. Au cas où les mitochondries de la mère souffraient d'un quelconque défaut enzymatique, l'enfant a de fortes chances de présenter les mêmes troubles, par exemple la tendance à grossir ou l'intolérance au sucre.

Il semble que ce soit probablement par ce biais qu'une mère obèse arrive à transmettre une partie de sa susceptibilité personnelle à ses enfants. Le fait que les filles apparaissent souvent plus fragiles que les garçons pourrait s'expliquer par l'interaction des gènes contenus dans le noyau, notamment les chromosomes sexuels XX, avec ceux appartenant aux mitochondries.

IV - LA GRAISSE NE DEPEND PAS UNIQUEMENT DES CALORIES INGEREES

Intrigués par les constatations précédentes, les physiologistes de l'Institut National de la Santé des Etats-Unis décident d'entreprendre une série d'études comparatives sur la dépense énergétique de 177 sujets à l'état de repos. Il est vrai que ce pays s'intéresse beaucoup à ce problème de poids, étant donné que sa population compte déjà près de 2O % de gens obèses.

On a pris soin de choisir des individus de poids différents afin de voir s'il existe une différence dans leur dépense énergétique de base. Les mesures sont effectuées par des appareils qui enregistrent l'énergie dégagée par la respiration (calorimètrie indirecte).

Les résultats de l'examen mettent en évidence que la dépense énergétique varie considérablement d'un sujet à l'autre. Certaines personnes à l'état de repos ne dégage que 1371 kilocalories par 24 h. D'autres en dépensent jusqu'à 3 fois plus. En général, les sujets gras s'avèrent plus économes en énergie que les sujets maigres et musclés.

Ces faits laissent penser que les perturbations de la dépense énergétique peuvent être à l'origine de la prise de poids. Curieusement, l'inégalité dans la production de calories s'observe aussi au cours de l'exercice physique.

Pour un même effort déployé consistant à soulever un poids de 3 kg à une hauteur d'un mètre, la quantité d'énergie dégagée peut varier de 1 à 8 parmi les volontaires étudiés. Lors de l'épreuve de pédalage pendant 10 minutes. Certaines personnes ne dépensent que 100 kilocalories contre 800 pour d'autres. Justement, on compte chez les premières de nombreux sujets gros. A l'état de repos ou en activité, ils manifestent une tendance innée à limiter leur dépense énergétique.

De plus en plus de spécialistes en nutrition admettent aujourd'hui que de multiples causes interviennent dans la genèse de l'obésité. Et parmi elles se cachent sans aucun doute des anomalies biochimiques innées héritées d'au moins d'un des parents. L'expression de cette susceptibilité de terrain pourrait se révéler précocément si les deux parents sont obèses ou si l'enfant reçoit une alimentation déséquilibrée.

Faire du sport pour maigrir est sans doute utile, mais tout le monde n'en tire pas le maximum de bénéfices.

Désormais, discuter le bout de gras devient superflu. Car les preuves accumulées confirment amplement que la composante génétique a aussi son mot à dire dans la plupart des cas d'embonpoint.

Cela explique le senstiment d'injustice qu'éprouvent certaines personnes qui n'arrivent à perdre ses kilos en dépit d'un régime diététique correctement suivi.

NOS MITOCHONDRIES PROVIENNENT ESSENTIELLEMENT DU PATRIMOINE MATERNEL (VOIR FIGURE PAGE SUIVANTE)

Lors de la fécondation, seule la tête du spermatozoïde (1) pénètre dans l'ovule. L'oeuf qui en résulte ne contiendra que les mitochondries (colorées en rouge) d'origine maternelle.

En bas, coupe d'une mitochondrie présentant dans sa cavité des cloisons sur lesquelles se fixent les enzymes chargées de transformer les acides gras en énergie. Notons que cette microcentrale de la cellule est formée de deux membranes repliées; l'externe (e) et l'interne (i).

Au sein du cytoplasme de l'ovule, les mitochondries se groupent autour des gouttelettes de graisse (en jaune) d'où elles puisent la matière première indispensable.

La zone pellucide (2) et des cellules granuleuses (3) entourent l'ovule qui est aussi accompagné d'un corps polaire (4). Tous ces éléments participent plus ou moins activement à la rencontre des deux partenaires.

FIGURE 2

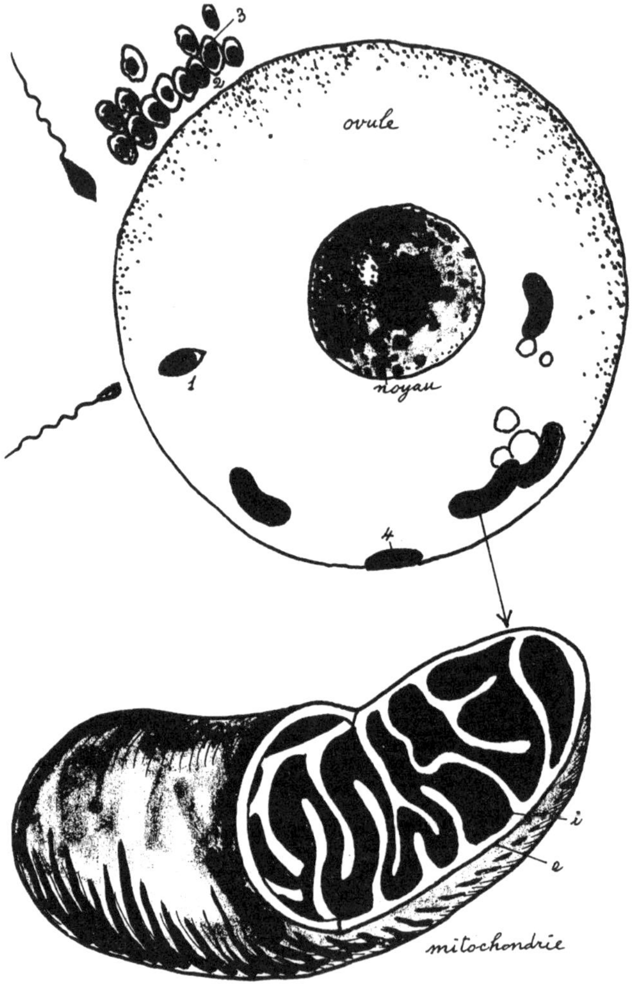

CHAPITRE III

OBESITE EXPERIMENTALE

I - RAT DES VILLES ET RAT DES CHAMPS

Vivant dans un milieu hostile où la nourriture est difficile à trouver, les rats du désert doivent accomplir de grands efforts pour s'en procurer. Ces animaux restent en général maigres et musclés.

Lorsqu'on les élève dans un milieu où ils peuvent manger à volonté, ces rats s'engraissent progressivement. Mais ils maigrissent sans tarder dès qu'on leur impose une restriction alimentaire. Les descendants de ces rats réagissent de la même façon, du moins pour ceux de la première génération.

Cependant on remarque qu'avec le temps, les générations successives tendent à grossir de plus en plus vite tout en consommant une quantité de nourriture moins abondante ! A l'évidence, les petits- enfants et les arrière-petits-enfants des rats gâtés grossissent plus vite que leurs ancêtres vivant dans les dunes de sables.

Ces observations ont amené les biologistes à créer expérimentalement une corpulence artificielle chez les animaux de laboratoire afin de suivre l'évolution de ce caractère au cours des générations. On conçoit l'importance de l'enjeu. Car si un ou plusieurs gènes de l'obésité existent, il sera intéressant de pouvoir connaître leur mode de transmission ainsi que leur façon de s'exprimer.

Par commodité, on se sert de souris ou de rats de laboratoire qui coûtent beaucoup moins cher que leurs congénères du désert.

Dans la première phase, les expérimentateurs gavent les souris et obtiennent des animaux artificiellement obèses. Puis ils font se reproduire ces souris engraissées par croisements consanguins.

Au bout de plusieurs dizaines de générations, leurs descendants gardent en permanence une corpulence grasse. Leur facilité à grossir devient ici héréditaire, atteignant quasiment tous les individus dérivés de cette souche. On a ainsi créé une souche stable de souris obèses qui n'existe pas dans la nature. Et pourtant, ces animaux ne mangent pas plus. La même ration alimentaire réservée aux souris maigres suffit à entrtenir leur état !

Une souris normale, servant de témoin, placée à côté d'une souris génétiquement obèse, apparaît nettement menue. Son poids atteint à peine 70 % de celui de la souris grosse. Il n'y a d'ailleurs pas que la taille qui se remarque. Le foie, l'intestin, le coeur, l'épididyme (le tube par où sortent les spermatozoïdes du testicule) s'hypertrophient chez la souris obèse. Mais l'animal ne se montre pas plus viril qu'un rival maigrelet capable de s'accou pler toutes les minutes... Ce phénomène se confirme chez de nombreuses espèces de rongeurs soumis à l'expérience.

En continuant à suivre ces souris grasses de génération et génération, on s'aperçoit que le caractère obèse se transmet selon la loi classique de l'hérédité ou loi de Mendel, en honneur du célèbre moine tchèque qui l'avait établie au XIX siècle (voir illustration).

Le caractère obèse, pourtant artificiellement provoqué par l'expérimentateur, oeuvre ici comme un gène, matérialisé et inscrit sur les chromosomes pour être transmis aux descendants. Nous le désignons par le symbole OB (pour obésité).

Chaque cellule de la souris grasse porte ainsi un gène OB venu du père et un autre venu de la mère. Elle a donc hérité de ces parents une paire de gènes OB / OB. Dans cette éventualité, la souris est classée comme homozygote parce que ces deux gènes sont identiques (OB / OB). Son embonpoint se manifeste de façon dominante.

Lorsque l'animal ne possède qu'un seul gène OB, cela est possible quand on croise une souche grosse avec une souche normale, il est dit hétérozygote. Souvent l'un des parents seulement lui a donné le gène OB. Dans ce cas, l'obésité reste latente. La souris hétérozygote OB a un poids apparemment normal, mais dès le moindre écart de régime, elle s'engraisse rapidement.

Ces perturbations dérangent sûrement les centres de la faim, de la soif et de la régulation thermique situés dans l'hypothalamus.

II - GENES DE MAIGREUR CONTRE GENES DE GROSSEUR

La deuxième phase de l'expérience consiste à savoir si un gène OB responsable de l'obésité puisse exister dans la nature parmi les souris normales n'ayant subi aucune suralimentation.

La réponse est affirmative. Les biologistes utilisent cette fois- ci des rats hétérozygotes n'ayant donc qu'un seul gène OB. Leur poids semble normal puisque le caractère obèse reste encore dormant. Alors on croise ces rats OB avec leurs congénères d'une souche sauvage non obèse.

A la surprise générale, on obtient, parmi les descendants de la première portée, des ratons homozygotes OB / OB ayant hérité d'un gène OB du père et d'un autre OB de la mère.

L'expérience prouve l'existence d'un gène d'obésité chez ces rongeurs vivant à l'état naturel. Selon que ce gène OB soit couplé ou solitaire, l'adiposité s'exprime d'emblée dans le premier cas ou demeure latente en attendant une situation propice pour se révéler.

Puisque la vie se caractérise avant tout par sa capacité à rétablir l'équilibre, ce qui implique une régulation permanente entre les tendances contraires. A côté des gènes responsables de l'embonpoint, la nature a sûrement prévu des gènes chargés d'engendrer la minceur, ou du moins de freiner l'exubérance des gènes OB.

Pour mettre en évidence ces gènes de la minceur que nous désignons par la lettre M, la démarche consiste à reprendre l'expérience précédente dans le sens inverse.

Les chercheurs ont fait croiser les souches de rats obèses OB / OB avec des souches sauvages soumises à une restriction alimentaire. A chaque portée, le croisement se fera successivement avec des rats sauvages afin d'éliminer le maximum de gènes OB. Les descendants obtenus sont effectivement maigres. Et il faut un délai très long pour les faire grossir par le gavage. D'autre part, la quantité de nourriture nécessaire à l'obtention d'un surpoids s'avère de loin plus importante que celle des souris nées obèses.

En dépit de leur maigreur, on sait que le gène de l'obésité (OB) se cache quelque part dans le patrimoine génétique de ces animaux.

Etant muselé par les gènes de la minceur (M), il garde pour le moment son silence. Mais il pourra se réveiller un jour, si l'occasion lui est offerte. Par exemple, lorsque la nourriture devient abondante.

Mais l'Homme ne ressemble pas à un rat, bien qu'ils soient tous les deux omnivores. Dans la complexité du phénomène humain, il est certain que les gènes de l'obésité et de la minceur n'agissent pas comme les seuls facteurs déterminants du poids corporel.

Beaucoup d'autres acteurs manoeuvrent également dans l'ombre.

Parmi eux il convient de citer les gènes B8, B18, B19, BW15... appartenant au groupe tissulaire (HLA). Les généticiens ont pu localiser ces divers gènes sur les chromosomes de la paire N°6, là où se trouvent aussi les gènes marquant l'identité biologique de chaque individu.

III - COMMENT PROCEDENT LES GENES DE L'OBESITE ?

Un rat de souche obèse OB / OB, même soumis à une ration alimentaire normale, augmente rapidement son niveau de sucre sanguin (hyperglycémie). Parallèlement, son pancréas décharge aussi plus d'insuline, hormone qui aide le sucre (le glycogène) à pénétrer dans les cellules en vue d'être transformé. Les rats nés gros et mangeant normalement présentent donc un excès de sucre et d'insuline dans leur sang. Ce qui ne se voit pas chez les rats normaux dont le niveau de sucre et d'insuline après le repas n'augmente que dans les limites physiologiques.

De plus, si l'on veut abaisser le taux du sucre sanguin, il faut injecter au rat obèse une dose d'insuline plus importante par rapport celle employée chez un rat maigre. Le rat normal est donc plus sensible à l'insuline, tandis que le rat obèse se distingue par sa résistance à l'insuline.

Toutes ces perturbations physiologiques ne dmeurent pas immuables. Un rat maigre, gavé pendant un certain temps, souffrira aussi des mêmes troubles. A l'inverse, les rats atteints d'obésité innée ne grossisent pas s'ils sont soumis à une restriction sévère.

Leur taux sanguin de sucre et d'insuline retombe au niveau normal.

Cependant, si l'on prélève un fragment de leur graisse pour un examen au microscope, on remarque que le nombre de cellules graisseuses (les adipocytes) par millimètre cube dépasse de loin celui du tissu gras des rats normaux. Autrement dit, les rats obèses devenus maigres conservent toujours un nombre plus élevé de cellules grasses (hyperplasie). Ce phénomène explique leur tendance à s'engraisser plus vite dès le moindre écart de régime.

Ce n'est pas tout. Le rat génétiquement gras manque une enzyme appelée l'adipsine. Chez le rat diabétique devenu obèse, l'adipsine diminue aussi. La déficience enzymatique limite terriblement sa capacité à exploiter les protéines et les lipides. Il s'ensuit une accumulation progressive de graisse.

D'autres équipes de chercheurs signalent que les rats nés gros ou engraissés par gavage présentent souvent des troubles de sécrétion hormonale. Chez ces animaux, les centres nerveux situés à la base du cerveau (le complexe hypothalamo-hypophysaire) répondent mal à la stimulation. Ils libèrent moins d'hormone de croissance.

Ils se montrent ainsi incompétents dans la commande des autres glandes (surrénales, thyroïde, testicules ou ovaires, et même le foie).

Or les hormones de ces dernières participent justement à la conversion de la graisse en chaleur.

IV - LE DERNIER MOT APPARTIENT A LA CONSCIENCE

L'interaction subtile de tous ces facteurs génétiques fait que chaque individu constitue en soi un terrain à part, à la fois complexe et unique, sur lequel vont intervenir les influences venues du milieu extérieur.

Si bien que finalement, les gènes n'apparaisssent pas totalement indépendants. Ils ne peuvent pas toujours imposer leur volonté biologique. Le message qu'ils dictent est susceptible d'être nuancé, corrigé, voire modifié par d'autres gènes et par les facteurs de l'environnement.

Par rapport aux animaux, l'Homme a infiniment plus de chances.

Il peut bénéficier d'un dispositif inouï de sécurité, mis en place grâce à la richesse et à l'interaction de ses gènes et de sa culture. La complexité de sa nature, loin de l'emprisonner, tisse au contraire des systèmes élaborés, inédits même, offrant ainsi à l'organisme une large gamme d'alternatives.

De nombreuses possibilités naissent sans cesse de ces ensembles structurés et fluctuants, apportant en permanence à l'individu un éventail de choix et de réponses selon son mode de vie, sa culture et sa conscience.

Rien n'est immuable ni fatal dans le code génétique, sa complexification et sa flexibilité nous ouvrent au contraire la marche vers la liberté. Différent de l'animal qui subit les lois de la nature, notre espèce est la seule à pouvoir les adapter selon son désir.

Animal intelligent, l'Homme a pris en main sa propre destinée.

LES LOIES DE L'HÉRÉDITÉ (VOIR FIGURE PAGE SUIVANTE)

- Dans la première génération (1), une rate obèse homozygote, porteuse d'un gène d'obésité OB venant du père et un autre venant de la mère, est croisée avec un mâle maigre homozygote ayant hérité de deux gènes de minceur M / M de ses parents.

Le mélange des gènes entre les partenaires donne :

	M	*M*
OB	*OB/M*	*OB/M*
OB	*OB/M*	*OB/M*

- A la deuxième génération (2), tous les descendants sont apparemment minces. Chacun d'eux porte un gène OB de la mère et un gène M du père. Ils sont des hétérozygotes OB/M, capables de grossir plus vite que leur père.

- En croisant deux de ces rats hétérozygotes, on obtient à la troisième génération (3), comme le prévoit la loi de Mendel
- 25 % de rats obèses homozygotes OB/OB.
- 25 % de rats maigres homozygotes M/M.
- 50 % de rats maigres hétérozygotes OB/M.

	OB	*M*
OB	*OB/OB*	*OB/M*
M	*OB/M*	*M/M*

FIGURE 3

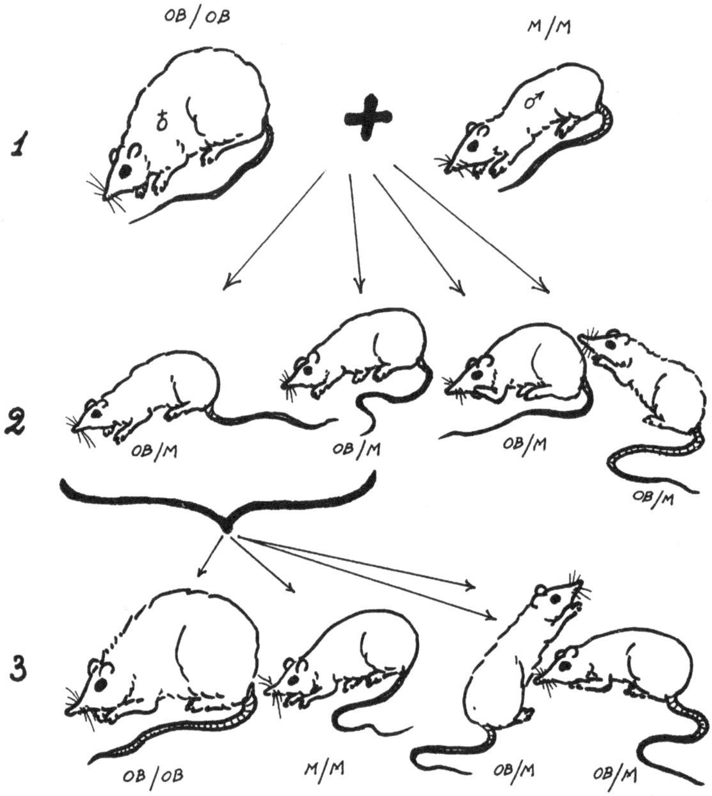

La combinaison des gènes différents explique pourquoi certaines personnes prennent rapidement du poids dès le moindre écart alimentaire alors que d'autres restent apparemment minces en mangeant plus.

CHAPITRE IV

LES ENFANTS D'ABORD

I - DU BIBERON A L'ASSIETTE

Dès les premiers jours de la vie, le nouveau-né discerne déjà les goûts de l'aliment. Une véritable programmation innée régit chez lui les acceptations ou les rejets selon la saveur perçue.

Toutes les mamans savent que le nourisson manifeste nettement sa préférence pour les liquides sucrés. Ce don représente sans doute une manière d'assurer la survie de notre espèce, en établissant l'appétence pour le lait maternel et ce qui s'en rapproche.

Ce mécanisme inné fontionne au début presque comme un réflexe.

L'intégration des sensations gustatives au niveau du cerveau, la distinction nuancée des différentes saveurs, le jugement et la prise de conscience ne se feront que plus tardivement, aux alentours du 6e mois, semble-t-il.

Depuis peu, nous savons que le bébé de douze heures réagit aux saveurs désagréables par des grimaces. Les psychologues qualifient cette mimique de «réflexe gusto-facial».

Lorsqu'on dépose une goutte d'eau sucrée sur sa langue, le nourrisson répond par des petits mouvements de succion des lèvres. Par contre, il grimace et pleure si la solution proposée est salée, amère ou acide. L'intensité de la réponse diffère certes d'un bébé à l'autre. Mais elle reste identique pour une même stimulation chez tous les enfants.

Il s'agit là d'une réaction innée qui atteste l'intégrité des circuits nerveux et sensoriels. L'information gustative part de la bouche, atteint le cerveau qui interpréte la différence et ordonne aux muscles du visage de manifester ce dont il ressent. Difficile d'admettre qu'on a là affaire à un acte automatique semblable au réflexe rotulien ! Cependant, ce phénomène n'est pas propre à l'homme, car il a pu être mis en évidence également chez d'autres mammifères, notamment les rats, les agneaux et les singes.

Une enquête sur la vie privée du foetus va nous étonner encore davantage. Grâce à l'échographie, on le surprend parfois en train de sucer son pouce, parfois les deux à la fois ! Il lui arrive même d'avaler une gorgée de liquide amniotique qui le baigne. Or, ce liquide, qui remplit l'utérus, est sécrété par la poche tapissant la cavité de l'organe. Il contient de plus l'urine du foetus.

Théoriquement, en savourant tout cela, le foetus devrait s'entraîner à repérer le salé et non le sucré. Et pourtant c'est bien la deuxième saveur qu'il préfère. Ce qui prouve que son goût pour le sucré a bien été génétiquement programmé. Et ce sera autour de cette saveur fondamentale qu'il va progressivement bâtir et interpréter la gamme des autres saveurs, grâce à l'expérience vécue.

En réponse à la nourriture, la réaction du bébé apparaît ainsi à la fois émotionnelle, relationnelle et psycho-culturelle. Sa mimique exprime tantôt le plaisir tantôt le déplaisir. Elle conditionne naturellement le comportement de l'entourage à son égard. On tentera de lui donner ce qu'il aime, de lui éviter ce qu'il n'aime pas.

A son tour, l'enfant apprendra vite à utiliser ses mimiques pour induire telle ou telle conduite de l'entourage jusqu'à obtenir satisfaction.

Parvenu à ce stade, manger dépasse le simple besoin physiologique pour s'inscrire dans un contexte familial à très forte résonnance affective.

Le goût va dorénavant jouer de façon intensive dans l'établissement de la communication avec autrui. Nourrir son enfant, c'est lui donner la santé en même temps que son amour, et quel parent n'est pas sensible à cela.

II - ENTRE BESOIN ET PLAISIR

De ces observations se dégagent certaines conclusions pratiques.

Une alimentation élective, une surconsommation de sucre peuvent faire grossir l'enfant. L'obésité s'installe alors dès l'âge du berceau, même si l'enfant ne porte en lui aucun gène favorisant l'embonpoint.

En général, les enfants qui perçoivent peu les saveurs manifestent nettement moins de «caprices» que ceux qui se montrent très sensibles aux saveurs. Mais pour tous, manger ne signifie pas seulement calmer la faim, mais aussi un plaisir et la découverte d'un plaisir. Chaque repas est donc un véritable apprentissage social, celui de la convivialité qui se construit là et, à la longue, une initiation au plaisir, voire à l'esthétique.

Il n'est pas paradoxal d'affirmer qu'un lien étroit relie la qualité culinaire à la santé et au bien-être. De tout temps, civilisation et éducation vont de pair. Pour que l'une se perpétue, il faut assurer l'autre, et ce au plus tôt, afin d'en recueillir les fruits.

Aujourd'hui, sous la pression de la publicité, le sucre envahit presque tous les aliments. Derrière cette invasion visible ou clandestine se cache un bouleversement de nos habitudes. La première victime de ce déséquilibre nutritionnel, c'est hélas l'enfant.

Par sa rareté, la consommation du sucre et des sucreries demeura longtemps limitée. Son augmentation vertigineuse, et surtout chez l'enfant, ne date au fond que depuis 150 ans. Elle passe rapidement de 1 kg à 25 par personne et par an en Grande Bretagne. De nos jours, sa consommation moyenne annuelle par tête dans les pays développés varie entre 35 et 55 kg. Selon la Food and Drug Administration, les Américains mangent actuellement plus de sucre que de farine. Dans ce contexte de douceur, on comprend pourquoi les jeunes représentent la cible majeure des marchands de friandises.

Or, l'enfant se montre particulièrement vulnérable face à la tentation du sucre. En Europe Occidentale, 97 % des enfants entre 3 et 7 ans souffrent de carie dentaire. La consommation excessive des denrées sucrée s'effectue habituellement au détriment d'autres nutriments indispensables à leur développement: vitamines, oligo-éléments, protéines, acides gras non saturés, légumes, fruits, pain...

L'excès de bonbons, de gâteaux, de boissons sucrées... contribue pour une large part à l'apparition de l'obésité infantile.

Comment en est-on arrivé là ? Au cours de ces dernières décennies, l'usage des produits alimentaires d'origine industrielle s'est largement répandu, de sorte que leurs ingrédients échappent dans une large mesure à notre contrôle. Cela s'avère absolument vrai en ce qui concerne le sucre invisible présente dans les desserts, friandises, boissons gazeuses, petits pots pour bébés... Les «cereals» du matin, indique une étude de la Commission Fédérale du Commerce des Etats-Unis, renferme jusqu'à 50 % de sucre ! Dans la stratégie commerciale télévisée, l'enfant consommateur devient une position à conquérir. Abandonnés devant leur petit écran, les jeunes de 3 à 10 ans reçoivent 12 heures de réclames par semaine. Plus de 17 heures pour les plus grands.

Mais, si nos jeunes se laissent si facilement convaincre de manger sucré, alors que Popeye, malgré des centaines de dessins animés, n'a jamais réussi à leur faire aimer les épinards, c'est sans doute que le sucre exerce un attrait d'une nature particulière.

En fait, l'appétit pour le sucré est universel. Les enquêtes ethnologiques rapportent que même chez les chasseurs-cueilleurs ne disposant que du miel et des fruits, les gens tendent spontanément à en abuser dès qu'on met le sucre à leur portée.

Dans nos sociétés modernes, la montée irrésistible du grignotage, du «snack», du «MacDo»... s'offrant non en tant que repas, mais en unités de repas, va déséquilibrer davantage la composition des aliments. Quand la limonade et le coca coulent à flots, l'enfant se retrouve livré à lui-même, quelque peu désemparé, confronté d'une part à la multitude des produits et d'autre part à la prolifération quasi-délirante des pressions publicitaires.

III - LA PREVENTION COMMENCE AU BERCEAU

Tous les pédiatres s'accordent que l'obésité doit être détectée dès l'enfance. C'est la façon la plus efficace pour éviter son installation définitive.

Normalement, le nouveau-né grossit rapidement durant sa première année. Puis, entre 1 et 7 ans, l'enfant s'affine. Enfin, à partir de sa 8e année, sa corpulence augmente à nouveau. Les médecins appellent ce phénomène naturel le «rebond d'adiposité» qui ne débute qu'à cet âge avec un retard allant de 2 à 3 ans pour certains enfants, mais jamais avant 8 ans.

D'où vient ce rebond ? A partir de cet âge en effet, ce sont les glandes surrénales, situées sur le pôle supérieur de chaque rein,qui entrent dans une phase d'activité intense. Parmi les multiples hormones qu'elles déchargent, une famille d'hormones «mâles» (les androgènes) vont subir la conversion en hormones «femelles» (les estrogènes) au niveau du foie et du tissu graisseux. Cette transformation biochimique s'accentue encore plus chez les filles.

Parallèlement, les centres nerveux de la base du cerveau (le complexe hypothalamo-hypophysaire) s'activent et augmentent la sécrétion des homornes FSH et LH servant à réveiller les glandes sexuelles (ovaires ou testicules). Ce soubresaut se produit 4 ou 5 ans avant le début de la puberté, orchestré par une petite glande ayant la forme d'une pomme de pin, d'où son nom de «glande pinéale» ou «épiphyse». Cette petite glande fonctionne comme une horloge interne.

Au milieu de cette tempête hormonale soulevée par la puberté surrénalienne, le tissu graisseux tend à se développer. L'organisme dans son ensemble se prépare à l'appel de la puberté, en mettant en place des récepteurs spécifiques pour capter les hormones et les ma tériaux nutritifs.

On conçoit sa grande sensibilité devant tout apport excessif sur venu avant, pendant ou après ces profonds bouleversements.

D'autres hormones hypophysaires (prolactine, hormone de croissance...) interviennent également pour prêter main forte. Si bien que le contrôle de ce feu d'artifice hormonal risque à tout moment de déraper lorsque le chantier se retrouve inondé de sucre.

Ces étapes successives d'activation et de réactivation entre les glandes endocrines, le cerveau, les organes, le corps et le psychisme indiquent que l'événement pubertaire ne se réalise absolument pas en un jour, ni en un an d'ailleurs.

Une longue période de mise en place silencieuse a donc été nécessaire. Elle précède de quelques années la transformation de l'être tout entier. Et c'est au cours de cette patiente préparation silencieuse que vont marquer dans un sens ou dans un autre les facteurs du milieu, en occurence les erreurs diététiques.

Comprendre le dialogue des hormones chez l'enfant permet dans bien des cas de détecter précocément leur malentendu. Nous savons aujourd'hui que plus le rebond d'adiposité est précoce, avant l'âge de 6 ans, plus le risque d'obésité à l'âge adulte augmente.

Selon une étude de l'Institut National de la Recherche Médicale, plus des 3/4 des enfants obèses ont connu cette reprise de poids vers l'âge de 3 à 6 ans. Néanmoins, il n'y a pas lieu de s'inquiéter: l'obésité est souvent momentanée. Elle diminue rapidement dès qu'on rectifie leur régime. Elle est rarement liée à une anomalie hormonale. Très souvent, elle résulte d'une alimentation trop riche par rapport au besoin réel de l'enfant, extrêmement variable d'un sujet à l'autre.

Une règle d'or : ne pas les gaver de sucrerie.

VALEURS NUTRITIVES DU LAIT ET DES CÉRÉALES (VOIR FIGURE PAGE SUIVANTE)

Le lait et les céréales sont des aliments complets. Ils doivent entrer régulièrement dans le menu des enfants.

Un litre de lait apporte :
- 33 grammes de protéines équivalant à 4 oeufs (1).
- 38 gr de corps gras, soit environ 60 gr de beurre (2).
Près de 40% des acides gras du lait sont insaturés.
- 48 gr de lactose, représentant une douzaine de morceaux de sucre (3). Il est préférable d'habituer l'enfant à boire du lait sans sucre ni sirop.
- 7 gr de substances minérales (6). Essentiellement du phosphore, du calcium, du potassium... qui sont indispensable à la croissance.
- Des vitamines: en particulier les vitamines liposolubles A, D et E (5). D'autres vitamines existent aussi.
- Des enzymes (4) comportant des oligosides, des oligopeptides, des glycoprotéines....

Cette composition est encore plus concentrée dans le laitage dont les éléments sont au préalable enrichis et activés par les levures et les bactéries lactiques.

Un grain de froment est enveloppé par son péricarpe contenant des sons (a), des hémicelluloses et une assise protéique (b) sous-jacente.

Le germe (c) et l'amande (e) renferment :
- des glucides (amidon),
- des protides (gluten),
- des lipides,
- des sels minéraux (phosphore, magnésium, fer, cuivre, manganèse, sélénium...)
- des vitamines B, B2, B6, E, PP...

FIGURE 4

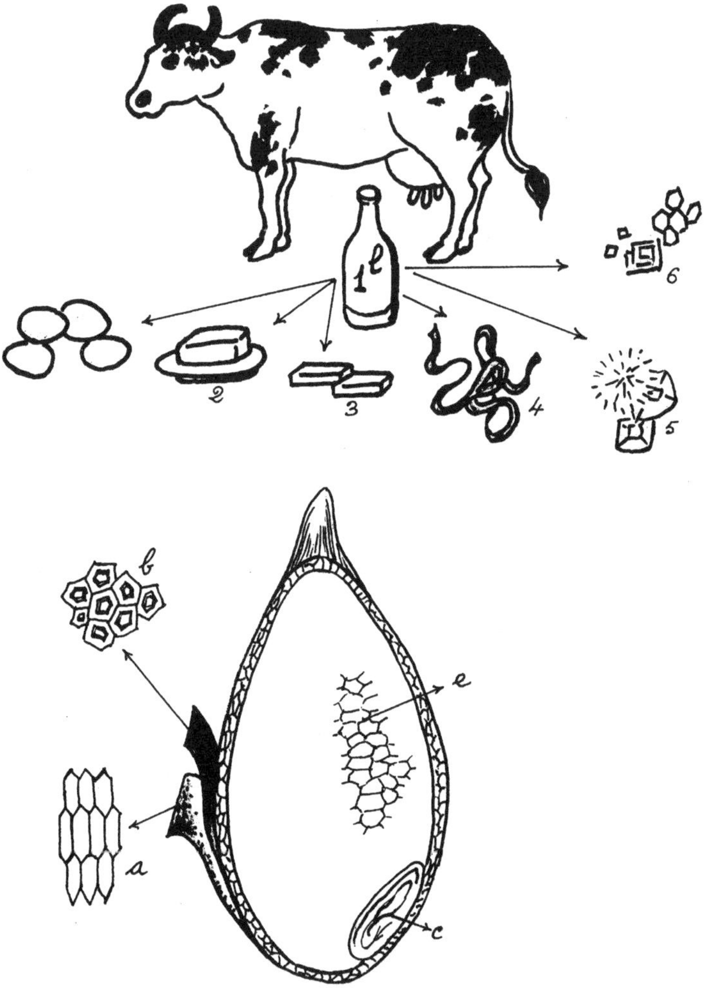

Lors de la tranformation en farine blanche, le germe et l'assise protéique disparaissent, et avec eux, une partie des protides, 80% des minéraux et des vitamines.

Il faut apprendre aux enfants à découvrir toutes les variétés de pains (baguettes, épis, pain brioché, pain complet, pain de campagne, pain de seigle, de froment, aux noix...).

CHAPITRE V

L'INEGALITE DES SEXES

I - CHARME D'UNE FEMME BIEN EN CHAIR

«Son embonpoint précoce lui avait valu le surnom de Boule de Suif. Petite, ronde de partout, grasse à lard, avec des doigts bouffis, étranglés aux phalanges, pareils à des chapelets de courtes saucisses; avec une peau luisante et tendue, une gorge énorme qui saillait sous sa robe, elle restait cependant appétissante et courue, tant sa graîcheur faisait plaisir à voir.»

Ce portrait que nous peint Maupassant ne relève nullement de grasses plaisanteries. Visiblement, Boule de Suif vivait de sa graisse et séduisait par la générosité de sa ligne. A toutes les époques et dans toutes les cultures, les hommes ont préféré les femmes plantureuses à celles qui n'ont que la peau et les os.

Pourquoi les femmes s'arrondissent-elles autour des hanches et des cuisses, alors que leurs compagnons prennent de la bedaine ? Voilà une remarque insolite qui a intrigué des générations d'anatomistes et de nutritionnistes. Longtemps, la question était restée sans réponse, jusqu'à la découverte récente des récepteurs hormonaux qui équipent la surface des cellules.

Une celule graisseuse (l'adipocyte) peut être comparée à une banque. D'un côté pénètrent les acides gras dans la caisse d'épargne, et de l'autre ces molécules quittent la réserve comme de la monnaie liquide ou bien subiront la conversion en énergie.

Un groupe d'hormones travaillent ici comme de habiles banquiers.

Ce sont la noradrénaline et l'adrénaline appartenant à la classe des catécholamines. La première est plutôt un messager chimique (ou neurotransmetteur) sécrété par les nerfs sympathiques, la seconde par les glandes surrénales. Ce sont surtout ces deux hormones qui interviennent dans toutes les diverses opérations bancaires afin de gérer le dépôt de graisse.

Comment gouverner une banque aussi complexe que vitale quand on n'est que deux ? Les fonctions exigées s'avèrent même souvent antagonistes. Par exemple, il faut aider les adipocytes à faire des réserves quand l'hiver approche, à convertir le stock en chaleur et en énergie dans le froid comme lors d'un effort musculaire, à abaisser la température corporelle pendant le sommeil, à répartir la graisse dans des lieux sûrs sans pour autant géner le travail des organes (tel le coeur), à évacuer l'excès de graisse, à limiter les dépenses ou à favoriser l'assimilation selon les circonstances...

Pour accomplir cette prouesse, nos homornes se dotent de différentes sortes de récepteurs. Chacune d'entre elles se destine à remplir une fonction précise. Ce qui permet d'obtenir des effets variés, voire contradictoires avec une seule hormone. Un tel dispositif réalise ainsi une grande économie de temps et de matériaux.

Le récepteur est constitué d'une ficelle de protéine repliée sur elle-même. Il acquiert ainsi une configuration particulière, à 3 dimensions. Tout se passe comme si l'on tordait un fil de fer jusqu'à ce qu'il épouse la forme d'un cadenas. La cellule lui confère donc un rôle de serrure dont la clef n'est autre que son hormone: de la noradrénaline par exemple. A part elle, aucune autre molécule n'est en mesure de la faire marcher.

On connaît actuellement 5 types de récepteurs classés en alpha 1, alpha 2, bêta 1, bêta 2 et bêta 3.

Dès que la noradrénaline vient en contact avec son récepteur alpha 1, elle déclenche aussitôt le blocage d'une série d'enzymes. Résultat, la sortie des graisses hors de l'adipocyte se ralentit. Par contre, la sollicitation du récepteur bêta 1 facilite l'entrée des acides gras dans les cellules graisseuses. C'est toujours la même hormone qui intervient, mais elle fonctionne comme une passe pour ouvrir des serrures différentes.

Or, ce sont justement les deux types de récepteurs alpha 1 et bêta 1 qui garnissent abondamment les adipocytes des cuisses et des hanches chez la femme. L'homme en possède également, mais au niveau du ventre. Ces récepteurs, une fois excités, poussent les cellules à emmagasiner les graisses tout en limitant leur dépense.

Cette différence dans la répartition explique pourquoi l'homme a le ventre plus sensible, tandis que sa compagne arrondit la silhouette des hanches. Plus curieux encore, l'excès en hormones sexuelles de provenance ovarienne ne fait qu'accentuer la forme des hanches et des cuisses de la femme. A l'inverse, une alimentation comportant trop de lipides lui fait grossir le ventre.

II - UN RÉCEPTEUR DÉPENSIER NOMMÉ BETA 3

La connaissance de ce phénomène biologique amène à une notion intéressante. Il existe un récepteur chargé de mobiliser la réserve de graisse et de sa transformation en énergie.Pouvoir comprendre son mécanisme serait très utile pour faire fondre les bourrelets de graisse indésirable.

Lorsqu'une molécule de la noradrénaline vient se fixer sur le récepteur bêta 3 d'une cellule graisseuse, elle ébranle l'activité d'une protéine (la protéine GS) localisée dans la membre de la cellule. Les rouages de la machinerie cellulaire se mettent alors en marche.

Sans perdre une seconde, les enzymes élaborent des grains d'énergie (AMPc) sous la vigilance d'un contre-maître, l'adénylate cyclase. La matière première nécessaire à cette production provient justement du stock de graisse.

Dans certaine forme d'obésité d'origine génétique, il arrive que le sujet ne possède pas suffisamment ce type de récepteurs. Parfois, les récepteurs bêta 3 existent bien, mais c'est l'enzyme d'adénylate cyclase qui fait défaut ou se montre déficiente. Ce qui empêche terriblement la dégradation des graisses (la lipolyse).

Autrement dit, le système banquaire devient stagnant, incapable de faire circuler la liquidité. La richesse amassée n'a plus de sens, puisque qu'elle ne profite plus à l'organisme.

D'autres études rapportent que les sujets maigres perdent leur tissu gras en présence d'une dose infime de noradrénaline. Les personnes obèses manifestent une nette résistance vis-à-vis de cette hormone. Il leur faut une dose plus importante de noradrénaline pour pouvoir dégrader une quantité égale de matière grasse.

S'il n'y avait que ces deux hormones, le problème de l'embonpoint ne poserait sans doute aucune difficulté. Malheureusement, d'autres hormones entrent aussi en scène, et chacune avec ses récepteurs personnels. On conçoit la complexité de la situation dès qu'on pénètre dans l'univers mystérieux des cellules graisseuses.

Pratiquement, toutes les hormones de l'organisme sans exception participent directement ou indirectement au modelage du corps par le tissu adipeux. Parmi ces actrices, les hormones sexuelles se taillent incontestablement la part du lion. Ce sont elles les véritables artistes qui sculptent la grâce de la féminité. Mais elles peuvent aussi la déformer, au cas elles se trouvent en excès, non éliminées ou mal dégradées par nos enzymes.

Les troubles hormonaux les plus féquemment en cause sont hélas les hormones synthétiques qui composent les pilules contraceptives.

III - LA FEMME AUX HORMONES

Toutes les pilules ne font pas grossir. Certaines néanmoins, mal dosées, mal supportées ou renfermant des hormones inappropriées, stimulent le développement exagéré du tissu graisseux, au grand désespoir des coquettes et à la grande joie des maigrichonnes.

En général, l'obésité constitue même la complication la plus habituelle de la contraception orale. Une femme sur cinq environ grossit après quelques mois de pilules. Ce taux tend maintenant à baisser, depuis la mise au point des minipilules qui sont des produits de 4e génération. Les hormones utilisées actuellement présentent moins d'effets virilisants. Elles sont aussi mieux tolérées parce qu'elles contiennent le minimum d'hormones nécessaires à l'inhibition de l'ovulation.

Sous la stimulation des hormones synthétiques, les surénales libèrent une quantité anormale d'aldostérone qui augmente la résorp tion de l'eau et du sel de sodium au niveau des reins. Les noyaux nerveux situés à la base du cerveau répondent en même temps par des décharges de vasopressine à effet anti-diurétique. Ce processus explique pourquoi la pilule induit souvent la rétention d'eau et de sel.

Etant donné leur grande sensibilité vis-à-vis de ces hormones, l'activité des adipocytes s'intensifie. Ils mettent en réserve une quantité plus importante de matière nutritive sous la forme de gouttelettes de graisse (les triglycérides). Ainsi engorgées, les cellules graisseuses accroissent leur taille (lhypertrophie). Elles se multiplient même (l'hyperplasie). Parfois, les centres de la faim perturbés dérèglent le contrôle de l'appétit. La suralimentation qui en résulte risque d'aggraver encore la situation.

D'ailleurs, une obésité pré-existante constitue en elle-même l'une des contre-indications majeures de la contraception hormonale.

Sur le plan pratique, la surveillance régulière du poids, du niveau des lipides sanguins et des enzymes du foie est obligatoire pour toutes les femmes qui adoptent ce type de contraception. D'autre part, leur menu doit être équilibré, en évitant les abus de corps gras, de boisson sucrée et de pâtisserie. Le choix d'une pilule est fait sur mesure. Il faut la changer si elle fait grossir.

Chez environ 20 % des femmes, l'estrogène de la pilule accroît l'activité des enzymes du foie. La production de triglycérides et de lipoprotéines VLDL augmente. Chez les sujets très sensibles, le surplus des graisses sanguines dépasse parfois de 50 % par rapport à la normale. Parallèlement, les progestatifs de la pilule tendent à faire baisser les grosses lipoprotéines (HDL). Dans ces conditions, le transport des lipides se fait mal.La substance grasse encombre la circulation. Elle risque de provoquer des embouteillages sur les petites artères.

C'est insister sur l'importance des contrôles périodiques (dosage de cholestérolémie et triglycéridémie) que prescrit le médecin.

Mais la pilule a plus d'un tour dans son sac. Tantôt elle bloque la conversion du cholestérol en acides biliaires. Ce qui ralentit terriblement le renouvellement du cholestérol. La stagnation de cette substance dans le foie va en retour engraisser l'organe et accumuler les dépôts de graisse.

Tantôt, les hormones de la pilule agissent sur la production de sucre dans l'organisme. Elles altèrent la tolérance des cellules face aux hydrates de carbone qui sont les sucres complexes (les glucides) des céréales. La pilule entrave souvent l'action de l'insuline, en réduisant probablement le nombre des récepteurs de cette hormone indispensable à la digestion du sucre. Si bien que le sucre n'arrive plus à pénétrer dans l'usine cellulaire où il doit subir toute sorte de transformation.

Il va de soi que tout sucre qui ne peut être dégradé finit par se déposer dans le tissu de réserve.

D'autres enzymes sont également perturbées par les hormones synthétiques. Mais ces phénomènes restent encore mal élucidés. Connaître les effets secondaires de la pilule ne signifie pas la condamner ! Elle a incontestablement libéréré les femmes de la condition féminine. L'essentiel consiste désormais à la maîtriser, mettre au point d'autres pilules comportant le minimum de risques.

LA FEMME, VICTIME DE CHOIX DE L'OBÉSITÉ (VOIR FIGURE PAGE SUIVANTE)

Selon les causes qui la provoquent, l'obésité naît, évolue pour son propre compte, puis se complique en absence de soin.

Chaque région corporelle se montre particulièrement sensible vis-à-vis d'une cause déterminée.

Cependant une région touchée peut infiltrer progressivement les parties voisines, voire favoriser l'expression des autres causes qui demeurent jusque-là silencieuses.

Il importe de dépister et de traiter énergiquement un corps qui commence à s'engraisser.

Car tout retard thérapeutique, même réussi, risque de distendre la peau et la rend inesthétique. Cela est particulièrement fâcheux au niveau des membres, du cou, du menton, du visage...

Selon la localisation du tissu graisseux, on distingue :

- L'obésité constitutionnelle ou androïde atteignant le buste, les épaules, le menton, le cou, les seins (1). Ce type de terrain supporte très mal la pilule qui induit parfois la pousse des boutons, des poils. Il s'agit là d'une obésité génétique avec une ossature et une musculature développées.

- L'obésité due à l'insuffisance veineuse (2) frappe exclusivement les membres. Le gonflement est même aggravé par la rétention d'eau. Mais ni les diurétiques, ni le régime sans sel ne soulagent ce type de symtôme. Le drainage lymphatique par massage, thalassothérapie ainsi que le traitement médical ou chirurgical des veines dilatées représentent la seule thérapeutique efficace. Après une longue évolution, tout surpoids, quelle que soit son origine, finit par détériorer la tonicité des veines.

- L'obésité abdominale (3) n'envahit pas uniquement la paroi du ventre. La graisse infiltre également les viscères et le cou (bosse de bison). Elle résulte principalement du déséquilibre alimentaire. Très fréquemment, la grossesse, la sédentarité, et même l'arrêt du sport et du tabac aggravent l'embonpoint. Alors l'adiposité comble les flancs, y provoque des bourrelets et des vergetures (5).

- L'obésité des hanches, des fesses et de la partie interne des cuisses (4) provient essentiellement du déséquilibre hormonal. C'est le terrain de choix des pilules mal dosées et mal tolérées. Une graisse dense et marbrée couvre les cuisses hypertrophiées. Elle oblige sa victime à marcher en écartant les jambes à cause de leurs frottements.

- Parfois, plusieurs causes peuvent se combiner, engendrent des obésités mixtes complexes très difficiles à traiter.

FIGURE 5

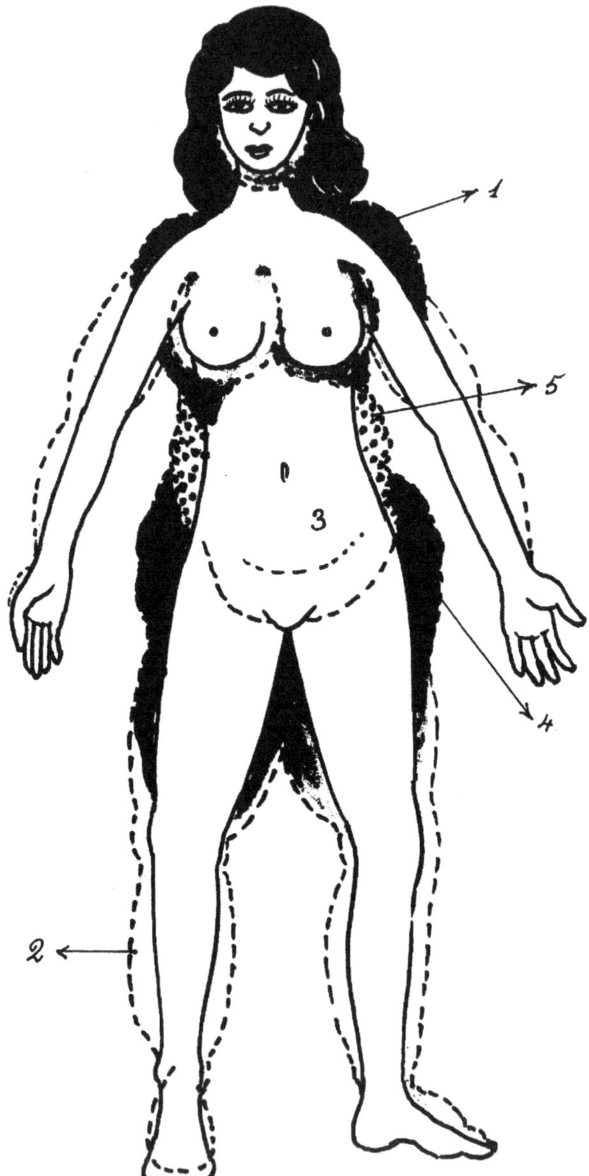

CHAPITRE VI

LES BOURRELETS DU TROISIEME AGE

I - MAL NOURRI PAR LA GRANDE BOUFFE

Paradoxalement, la malnutrition peut naître d'une alimentation excédentaire dont la conséquence est justement l'obésité. Cependant, l'excès ou le déséquilibre alimentaire ne constitue pas l'unique cause de l'embonpoint au 3e âge. En réalité, il déclenche simplement ou aggrave un état qui est déjà altéré par d'autres facteurs néfastes.

La susceptibilité génétique, le vieillissement biologique, l'abus de l'alcool et du tabac, la sédentarité... préparent d'avance, vers la cinquantaine, un terrain fragile auquel s'ajoutent les inconvénients d'un régime non adapté.

Le surpoids en soi n'est certes pas fatal, mais les complications qu'il entraîne s'aggravent d'année en année. Elles deviennent à la longue préoccupantes pour un organisme qui s'affaiblit.

Beaucoup franchissent difficilement le cap de 75 ans à cause de la détérioration de leurs vaisseaux par des plaques graisseuses.

Car la présence de l'obésité complique toujours la situation par des séquelles plus fréquentes, plus graves et plus invalidantes.

Inversement, ces états pathologiques engendrent à leur tour l'inactivité physique qui tend à entretenir, voire à majorer la surcharge pondérale. Ainsi s'installe un véritable cercle vicieux.

Pour cette raison, la diététique préventive apparaît ici comme très utile et efficace chez ce groupe de personnes.

Aussi étonnant que cela puisse paraître, les recherches en biologie s'intéressent peu à l'obésité du 3e âge. Jusqu'à présent, les travaux se concentrent surtout autour de celle des enfants et des femmes jeunes dont l'importance de la prévention est évidente.

Cependant, des hommes et des femmes qui ont été minces et sportifs durant leur vie active peuvent acquérir une réserve de graisse importante à l'approche du 3ème âge.

D'autres ont toujours présenté un poids excédentaire, ils vieillissent simplement avec ce qu'ils ont amassé auparavant. Et c'est justement dans ces deux catégories d'embonpoint que l'on rencontre le plus de victimes.

Malheureusement, par rapport à l'obésité des jeunes, celle du 3e âge reste plus difficile à traiter, si traitement il y a. Les médicaments supposés de pouvoir faire maigrir sont en général mal supportés, voire dangereux. D'autre part, la plupart des régimes diététiques sévères savamment calculés sont mal tolérés.

Pis encore, ils provoquent fréquemment la décalcification, la fonte des muscles, la déshydration, le durcissement des artères...

Finalement, le vrai traitement de cette obésité doit être commencé tôt, à l'approche de la soixantaine, par un mode de vie actif et une alimentation équilibrée, surtout logique et intelligente.

II - ON PEUT TOUJOURS MAIGRIR

Sur le plan épidémiologique, il serait intéressant de pouvoir connaître le pourcentage des obèses au sein de la population âgée.

On estime qu'un individu sur 3 présente un surploids après la soixantaine. La forte corpulence se voit plus souvent chez la femme que chez son conjoint. Selon leur contexte socio-culturel, beaucoup, bien informés, motivés et entraînés, maigrissent après 75 ans,même s'ils avaient déjà essuyé une attaque vasculaire.

Plus intéressant encore, parmi les centenaires étudiés, on rencontre très peu de personnes obèses. Autrement dit, si le sujet arrive à atteindre un âge aussi respectable, c'est qu'il a eu la chance de ne pas s'encombrer de graisse ou qu'il a su s'en débarrasser.

Normalement, à partir de la cinquantaine, le masse grasse du corps tend à diminuer. C'est bien ce qui se passe dans les populations vivant encore au stade pré-industrialisé. Dans nos sociétés, les dépôts gras augmentent au moins de 5O % entre 4O et 7O ans.

Certains traits caractéristiques de l'obésité des personnes âgées méritent une approche particulière. Ce qui frappe avant tout est que la plupart de ces gros sexagénaires ne mangent pas plus que les sujets maigres. Ils consomment même moins ! Mais ils mangent mal, à cause de leur régime déséquilibré trop riche en lipide et en hydrate de carbone et trop pauvre en légumes et fruits.

Néanmoins, le déséquilibre alimentaire ne constitue pas l'unique cause responsable. Il semble que l'avancement de l'âge induit progressivement une incompétence enzymatique. Les cellules graisseuses arrivent de moins en moins à convertir leur réserve en énergie.

Simultanément, on assiste à une mauvaise coordination entre les différents organes et tissus. Si bien que le tissu de réserve tend à vivre indépendamment des autres systèmes de contrôle.

Pis encore, il arrive que certaines jeunes cellules du tissu conjonctif (les fibroblastes) se permettent même de se métamorphoser en adipocytes, profitant du désordre biochimique règnant entre les cellules. Finalement, on assiste d'un côté à la chute de la masse maigre (les muscles) et de l'autre, c'est la masse grasse qui s'hypertrophie. Seule l'exercice physique réussit, non pas à renverser la situation, mais au moins à retarder la fonte musculaire.

III - LE CREPUSCULE DES ENZYMES

Percer le mystère de ce retournement de situation représente à présent l'objectif N° 1 de la recherche dans ce domaine.

Parce que ce n'est pas à coup de régime monotone que l'on parviendra à faire maigrir. Le meilleur traitement ne consiste plus à imposer des biscottes et des mets fades à des gens qui mangent déjà peu, mais à encourager les dépenses physiques afin d'activer l'ensemble des réactions biochimiques qui se déroulent au sein des cellules.

En effet, des découvertes récentes montrent qu'il existe chez les personnes du 3e âge une nette augmentation des enzymes appartenant à la famille des oxydases. Par contre, les phosphatases accusent une baisse inquiétante.

A cause de ce déséquilibre, la délicate dentelle de la membrane cellulaire ne parvient plus à se défendre efficacement contre l'assaut répété de l'oxygène et des radicaux libres. Ces derniers sont des déchets dotés d'électrons libres très corrosifs, toujours prêts à accrocher et à dénaturer tout ce qu'ils rencontrent.

Les dégâts provoqués au niveau des cellules sont à la fois variés et sournois. D'autant plus que les enzymes endommagées se montrent fréquemment impuissantes. Les phosphatases, par exemple, n'arrivent plus à réparer les molécules de phospholipides brûlées par l'oxygène. L'altération de cette graisse complexe risque de mettre la cellule à nu, livrée au vandalisme des radicaux libres. Dans une certaine mesure, une activité physique adaptée, régulière et variée contribue à libérer les enzymes stockées dans les muscles.

Ce qui revitallise et coordonne harmonieusement leurs réactions.

Le travail musculaire maintient en même temps la plasticité des muscles dont la masse tend à perdre environ 5 kg à partir de 6O ans.

La femme accuse une baisse encore plus rapide de sa masse maigre, souvent aggravée par l'augmentation de la graisse profonde intra-abdominale. Cela survient également chez les femmes apparemment minces. Grâce aux exercices physiques bien adaptés, l'ensemble de nos systèmes de défense se retrouve ainsi mobilisé pour faire face.

Par une injustice du sort, c'est sur les adipocytes que se concentre le maximum d'altération due à l'oxygène et aux radicaux libres.

Le nombre des récepteurs se raréfie à la surface de la membrane des cellules graisseuses. Les enzymes déficientes ne les fabriquent pas suffisamment ou les fabriquent mal. Certains sujets produisent même des anticorps qui détruisent leurs propres récepteurs ! L'appauvrissement en récepteurs fait que les adipocytes sont livrés à eux-mêmes. Nos hormones peuvent de moins en moins les mettre au pas. L'insuline et le glucagon perdent leur efficacité. Elles aident moins bien nos cellules dans la dégradation du sucre.

Parce qu'elles n'arrivent pas à capter suffisamment ces deux hormones, tout simplement par manque de récepteurs. En un mot, la matière première, le sucre, se présente à l'entrée de l'usine. Mais le gardien ne dispose pas de clefs pour ouvrir la porte.

IV - CYTOKINES M'ETAIENT CONTEES

Nos cellules graisseuses vivent en groupe pour former le tissu gras. Or, le vie en société implique constamment la nécéssité de se communiquer. Le dialogue entre les adipocytes se fait en réalité à travers un langage chimique composé de minuscules molécules appelées «cytokines».

Toutes cellules animales et végétales s'en servent d'ailleurs dans leur conversation silencieuse. Pouvoir comprendre leur message, c'est pénétrer l'âme même du vivant.

Véritable langage universel, ces mystérieuses cytokines interviennent dans toutes les activités de la vie cellulaire. Il va de soi qu'un adipocyte recourt immanquablement à ce moyen pour inciter ses frères à la révolte, ou au contraire pour leur dire de se calmer. Dans la formation de la cellulite par exemple. Un certain nombres de cellules graisseuses se mettent à élaborer une quantité élevée de fibres qui leur servent de barricades. Leur appel à la désobéissance se propage peu à peu vers d'autres zones de graisse.

Ainsi progresse la cellulite, en surface comme en profondeur.

Différentes des hormones lesquelles, une fois sécrétées, empruntent le courant sanguin pour agir à distance sur un organe cible, les cytokines restent sur place, exercent directement leur action au niveau local, sans passer nécessairement par la circulation.

Quelle est leur nature biochimique et combien sont-elles au juste ? Malheureusement ou heureusement, il existe une multitude de cytokine dont le nombre, la composition, le rôle et le mode d'action demeurent encore énigmatiques. Nous commençons à peine à entrevoir la complexité du défi. Mais le peu que nous savons nous rend déjà de grand service.

Prenons le cas de l'interleukine 11 (IL-11). Sa mission consiste à freiner l'exubérance des adipocytes. Elle joue donc le rôle de garde-fou en empêchant la prolifération du tissu gras. Les biologistes la considèrent comme l'inhibiteur principal de la lipogenèse. A l'état normal, chaque jeune fibroblaste du tissu conjonctif émet quelques molécules de cette substance pour tenir ses voisins tranquilles. Sans ce freinage, ils risquent de devenir des adipocytes qui viennent grossir la population du tissu graisseux.

Mais l'interleukine 11 ne s'occupe pas que cela. Elle doit aussi aider nos globules blancs à mûrir, et même à les remplacer quand ces derniers s'usent ou meurent au combat contre les microbes.

Une autre cytokine, dont le nom de code est LIF, appartient à la famille des «Facteurs chimiotactiques». Ce sont encore les fibroblastes qui produisent ce LIF. L'organisme le charge aussi de limiter le développement du tissu graisseux. Il doit en plus stimuler les jeunes cellules du sang, du foie, du cerveau..., fonction qu'il remplissait jadis au sein de l'embryon où il était le contre-maître principal. Le club des cytokines nous surprend sans cesse.

Chacune de ces deux cytokines se compose d'environ 200 acides aminés. Elle se présente sous l'aspect d'une longue ficelle repliée plusieurs fois et comportant des segments spiralés en forme de tire-bouchon. On envisage déjà à employer ces molécules pour stopper la prolifération des bourrelets de graisse qui résistent au traitement habituel.

LES ENNUIS FONCTIONNELS DU SURPOIDS (VOIR FIGURE PAGE SUIVANTE)

L'obésité des sujets âgés se complique fréquement :

- d'une gynécomastie (1), traduisant un développement anormal des graisses de la poitrine. Les glandes mammaires restent noyées dans le tissu gras.

Chez la femme, on assiste parfois à une hypertrophie mammaire dont le poids massif gêne considérablement la respiration.

- de la présence des nodules douloureux (2) plus ou moins pendants couvrant l'abdomen et les cuisses.

- des vergetures et de la cellulite formant des plaques (3) indurées, granuleuses, très sensibles à la pression.

- de la rétraction de la verge (4) sous l'épais manteau de graisse pubienne. La hernie (5) se voit aussi.

- de veines variqueuses (6) serpentant le long des jambes.

- d'arthrose des hanches (7) due à la surcharge et à l'usure.

- d'une insuffisance cardiaque. Le coeur grossit, tend à adopter une position horizontale (8).

- de la fatigue des muscles respiratoires distendus par la masse graisseuse abdominale. L'obèse ne respire qu'avec son diaphragme (9) dont le compliance diminue aussi.

FIGURE 6

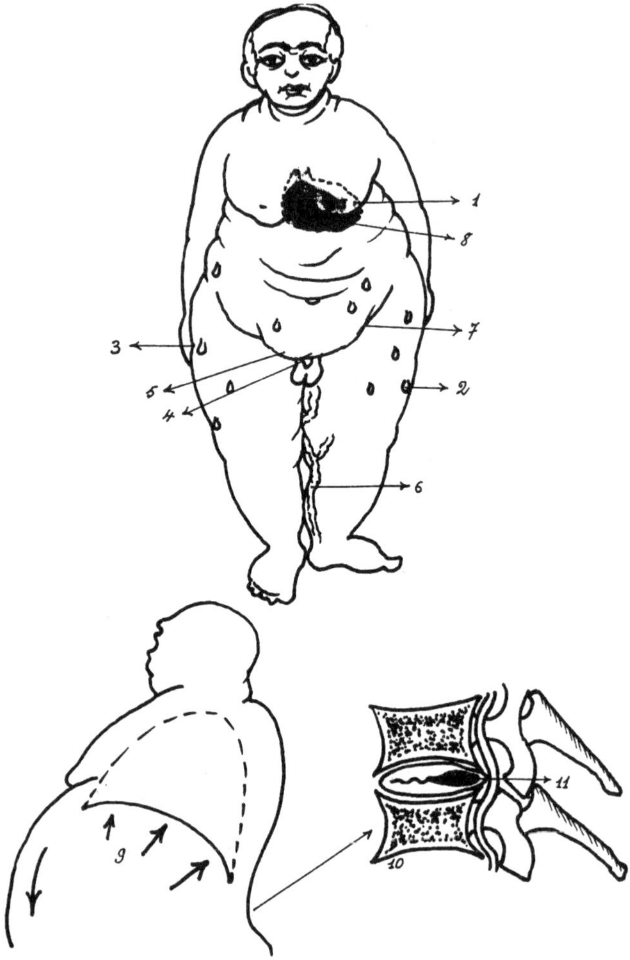

Pendant le sommeil, l'arrêt respiratoire peut survenir. Le visage du dormeur bleuit progressivement, jusqu'à une reprise du souffle accompagnée de ronflement sonore qui précède le réveil. C'est le syndrome de Pyckwick, image du héros de Dickens.

- de menaces d'arthrose et d'ostéoporose (10) des vertèbres secondaires à la cambrure exagérée, lordose, de la colonne lombaire, avec parfois des crises douloureuses dues à une hernie discale (11). Le nucleus du disque intervertébral peut être fissuré ou saillir en arrière.

CHAPITRE VII

A CHAQUE REGION SA GRAISSE

I - UN TISSU SEXISTE ET CHAUVIN

La vie intime des cellules graisseuses ne se ressemble pas selon leur localisation anatomique et selon le sexe de leur propriétaire.

La graisse abdominale de l'homme ne vit pas de la même façon que celle de la femme. Chez notre compagne, les adipocytes des seins, des hanches, des cuisses ont, d'après la distribution régionale, leur caractéristiques particulières.

Ces différences s'accentuent avec l'âge, le mode de vie, ainsi que les bouleversements hormonaux survenus au cours de la puberté, des règles, de la grossesse, de l'allaitement et de la ménopause.

On connaît aussi des maladies et des médicaments susceptibles d'induire ou de changer telle ou telle propriétés du tissu gras.

Ces modifications ne touchent que certaines graisses du corps. El les épargnent par contre d'autres.

Nous ignorons la raison de ces caprices, mais nous savons au moins les prévenir. De toute façon, cela prouve amplement que chaque tissu graisseux réagit selon sa personnalité face à la sollicitation venue de l'intérieur comme de l'extérieur.

Suivant la partie corporelle étudiée, le nombre des adipocytes, leur morphologie, leur sensibilité vis-à-vis des hormones, leur stock de triglycérides, leur rapidité à prelever les acides gras, à les mobiliser et à les convertir en énergie... varient donc dans le temps et dans l'espace.

Autrefois, on distinguait grosso modo les obésités androïdes des formes dites gynoïdes. Les premières présentent un ventre prohéminent, elle concernent surtout les hommes. Les secondes sont des femmes à hanches provoquantes.

A l'évidence, cette classification sexiste ne tient pas debout devant la réalité des faits observés. Un homme peut très bien grossir par les fesses, avec souvent une poitrine adipeuse féminisée...

A l'inverse, une femme obèse peut parfois présenter des épaules robustes et des poils au menton. Entre ces deux extrêmes existe toute une gamme de formes intermédiaires.

Aujourd'hui, nos connaissances se précisent grâce aux évaluations obtenues par des moyens perfectionnés (tels que les mesures de pli cutané, le rayon X, les ultrasons, le scanner, la RMN, le dosage hormonal par l'immunofluorescence, la chromatographie en milieu gazeux, la biopsie, la microscopie électronique...)

II - SEULES LES HANCHES FEMININES ADORENT LES HORMONES

Des investigations minutieuses révèlent que le tissu graisseux se divise en 3 grandes catégories.

La graisse des fesses féminines se compose essentiellement d'adipocytes de grande taille. Ces cellules disposent de nombreux récepteurs hormonaux pour capter les hormones ovariennes (estrogènes et progestérone). Elles se montrent ainsi particulièrement sensibles à la période qui précède les règles et durant la grossesse.

Profitant de l'effet hormonal, leur activité s'intensifie, accumule rapidement une réserve à partir des substances nutritives apportées par le sang. Après cela, leurs enzymes entrent en action.

Il s'agit de la lipoprotéine-lipase chargée de dégrader les acides gras en excès. Cette phase s'opère lentement, car le but vise avant tout à fournir longuement à la mère de l'énergie et de la matière grasse nécessaire, au cours de la grossesse et de l'allaitement (la lipolyse).

Chez certains sujets, la lenteur de la dégration (le catabolisme de la graisse) s'avère même désespérante, aggravée parfois par des pilules non tolérées. En général, la graisse des fesses se montre réticente à disparaître, même au prix d'un régime famélique.

Les adipocytes des cuisses appartiennent aussi au même groupe que celui de la graisse abdominale. Ils sont plus globuleux en taille, plus avides d'hormones ovariennes. Et de plus, ils possèdent plus d'enzymes. Pour cette raison peut-être, la mobilisation des triglycérides par la lipoprotéine-lipase se déroule avec une surprenante promptitude. L'intensité de ces réactions enzymatiques se manifeste particulièrement au début de la gressesse. Ce qui suggère qu'une enzyme peut varier son activité selon le besoin physiologique présent. Au cours de l'allaitement ou de la pratique sportive, c'est l'épaisseur des cuisses qui s'affine la première.

Mais le délais pour faire régresser la graisse fémorale s'avère plus long et plus laborieux chez la femme que chez son partenaire.

Cela veut dire que le sport fait maigrir la femme moins vite. Malgré tout, l'avantage qu'elle peut en tirer est loin d'être négligeable. La raison de cette différence nous échappe en partie. Il semble que le travail des muscles libèrent également leurs propres enzymes lipolytiques qui viennent renforcer celles des adipocytes fémoraux. Visiblement, la quantité en liprotéine-lipase de ces derniers ne dépasse guère celle des autres adipocytes situés au niveau du bassin. On pense que des mécanismes autre que les enzymes participent simultanément dans la mobilisation des lipides.

A la ménopause, la taille des adipocytes de la cuisse diminue.

Leur activité enzymatique décroît. Ces cellules se montrent moins sensibles à la sollicitation des autres hormones. Le grossissement devient désordonné, favorisé par la sédentarité et le déséquilibre alimentaire. Ces changements expliquent la difficulté à faire régresser ce tissu gras chez les femmes du 3e âge.

Quant à l'homme, le tissu graisseux des cuisses présente une activité enzymatique étonnamment faible. Ses cellules disposent de peu de lipoprotéine-lipase. S'il maigrit sans difficulté, c'est parce qu'il se montre très sensible à la noradrénaline que déchargent les fibres nerveuses sympathiques.

III - LE DOUBLE-GRAS DU TRONC ET DE LA PEAU

La deuxième catégorie de graisses comprend le tissu adipeux des seins, la graisse sous-cutanée, le tablier gras du ventre et la graisse rétropéritonéale entourant les reins et remplissant le bassin.

Ces tissus constituent la cible préférée des hormones sexuelles (estrogènes, progestérone, testostérone, androgènes d'origine surénalienne, progestatifs de synthèse...). Leurs enzymes se montrent plus actives. Elles dégradent mieux leur réserve de triglycérides. La taille de ces cellules est de type intermédiaire.

Ajoutons à cela l'extraordianire sensibilté des adipocytes mammaires vis-à-vis de la prolactine, une hormone dite «de la lactation», libérée par le complexe hypothalamo-hypophysaire. En fait la prolactine joue de multiples rôles. Elle n'est pas non plus la seule à intervenir dans l'élaboration du lait. On a remarqué que la prolactine aide aussi à mobiliser la graisse fémorale.

Pratiquement, elle est presque la seule à pouvoir faire disparaître rapidement l'adiposité des cuisses, et ce chez la femme seulement. Mieux, cette prolactine détourne la réserve des acides gras vers les seins, afin que les glandes mammaires soient sans cesse ravitaillées dans leur tâche de lactation. La production de lait exige le concours d'un nombre considérable d'adipocytes dont la division a lieu pendant la grossesse. Il apparaît que cette fonction physiologique s'accomplit d'autant plus facilement que le tissu graisseux fémoral a été au préalable préparé par l'action des autres enzymes et hormones. Car cette réserve constitue pour les seins la source principale d'acides gras.

Naturellement, le phénomène ne s'observe plus après la ménopause. A l'évidence, ce sont les hormones sexuelles qui organisent dans l'ombre cette régulation et la coopération des différents tissus adipeux. Elles semblent contrôler simultanément la prolifération désordonnée des jeunes adipocytes.

En principe, pour les cellules graisseuses de ce deuxième groupe, le processus de lipolyse s'accentue dans le froid et sous l'effet de la privation. Lors de ces situations de stress, l'organisme ne tarde pas de dépêcher sur place d'autres hormones, notamment la noradrénaline et l'adrénaline, pour aider à exploiter la réserve disponible. Lorsqu'une jeune femme cherche à maigrir, elle commence par perdre sa couche sous-cutanée et rétropéritonéale.

Si l'amaigrissement se produit à un rythme rapide et en absence d'exercices physiques, la peau se ride, tend à devenir flasque.

Pour sauver la plasticité de la peau, il convient de maigrir lentement. L'idéal serait de descendre de 500 grammes par mois seulement, tout en favorisant l'activité musculaire.

IV - LES GRAISSES INVISIBLES

La troisième catégorie de graisse se cache dans la cavité abdominale. Il s'agit presque exclusivement de graisse brune. Elle infiltre le mésentère qui est une double membrane enveloppant les viscères, d'où son nom de «graisse mésentérique». Les vaisseaux et les nerfs des organes intra-abdominaux se trouvent donc noyés dans un tissu gras gélatineux. La graisse omentale garnit le tablier d'épiploon couvrant la masse intestinale. Le mot épiploon signifie en grec «flotter». Dans l'insuffisance rénale, ce double feuillet gras assure la fonction d'un «3e rein» en cas de dialyse péritonéale ! Vers la partie terminale du gros intestin, des boules de graisse pendent le long du colon sigmoïde.

Les hormones sexuelles exercent peu d'influence sur l'ensemble de ce tissu graisseux intra-abdominal. Il répond plutôt à l'appel des hormones surrénaliennes, en particulier les corticostéroïdes qui règlent le mouvement de l'eau et des sels.

La prolifération de ce tissu dépend principalement de l'importance de l'apport alimentaire. En cas de suralimentation, c'est avant tout cette graisse invisible qui se développe, et ce en dépit de la minceur apparente du sujet. Heureusement, elle est aussi la première à subir la mobilisation et la conversion en chaleur.

Par sa grande sensibilité à la sollicitation de la noradrénaline et par sa position stratégique, elle constitue une réserve d'énergie immédiatement disponible pour nos viscères. Tout au long de la vie, la masse graisseuse cachée fluctue selon le mode alimentaire et la dépense physique de son propriétaire.

En cas d'excès, on assiste souvent à la naissance de nouvelles générations d'adipocytes pour profiter de l'aubaine. Alors le nombre des cellules graisseuses augmente. Elles sont de petite taille et de couleur brunâtre. C'est l'hyperplasie.

Ce phénomène se produit plus vite chez l'homme. Il est aussi moins bien toléré à cause de la mobilisation en masse des acides gras libres. Ces substances grasses s'affluent vers la veine porte, inondent le foie où elles forcent la production de triglycérides.

Le surplus de graisse quitte alors le foie, transporté par des lipoprotéines de très légère densité (VLDL). Ce sont ces lipoprotéines qui encombrent la circulation sanguine.

Un autre inconvénient est que cette graisse intra-abdominale, une fois enrichie de sa population cellulaire, tend toujours à exprimer son exubérance dès le moindre écart alimentaire. Il n'est jamais facile d'apaiser tant de cellules gourmandes.

Le mot graisse désigne en fait divers tisssus gras ayant chacun une structure et une fonction spécifiques. Leur complexité et leur collaboration permet à l'organisme de disposer en toutes circonstances d'une précieuse réserve d'énergie et de matériaux biologiques.

Les graisses invisibles : cette adiposité qui étouffe nos organes (voir figure page suivante)

Dans la cavité abdominale, on rencontre d'abord la graisse péritonéale (colorée en rose) entourant les intestins (i), le pancréas (p) et les autres viscères. Ce tissu gras se localise entre les deux feuillets du péritoine. IL les épaissit dès qu'il s'y accumule démesurément.

Autour des reins, derrière le péritoine tapissant la face postérieure de la cavité abdominale, on trouve la graisse rétro-péritonéale (colorée en jaune) laquelle s'étend vers le bas et occupe toute la cavité du bassin. Cette graisse peut proliférer exagérément, infiltrant le rectum, la vessie, jusqu'à comprimer les uretères ainsi que les autres organes pelviens chez la femme.

Ce tissu gras se caractérise par sa structre dense riche en vaisseaux. Il n'est pas encapsulé. Sa tendance à adhérer aux organes voisins est redoutable, car il les menace souvent d'étranglement.

Sa structure ne ressemble en rien à celle du lipome qui est au contraire encapsulé et se développe à partir d'un foyer. La graisse rétro-péritonéale est par contre diffuse. Elle peut envahir l'intérieur du ventre en s'alliant avec la graisse périviscèrale, mais manifeste une propension à combler la cavité du bassin. D'où le nom de cette affection: «la lipomatose pelvienne».

Dans les formes graves, elle fusionne avec le tissu adipeux du ventre, des cuisses, des bras...gagnant même le péricarde, les muscles, les cordons spermatiques, le cou et le visage.

Les causes de cette lipomatose sont inconnues. Assez fréquemment, on observe au sein de ce tissu gras un processus inflammatoire intense se traduisant par la présence des fibroblastes, des cellules musculaires lisses et des globules blancs éosinophiles.

L'analyse biochimique montre que ces adipocytes sont gorgés d'acides gras insaturés. L'activité de leurs enzymes, les lipases, se révèle anormalement basse. Ce qui semble traduire un blocage dans la mobilisation des lipides.

L'examen à l'immunofluorescence confirme la présence des dépôts d'anticorps qui encrassent les cellules graisseuses et les veines parcourant la masse adipeuse. D'où la fréquence anormalement élevée d'obstruction veineuse pendant la période post-opératoire. Ces faits évoquent fortement une cause immunitaire d'origine génétique.

En général, la lipomatose frappe plus souvent les hommes obèses.

FIGURE 7

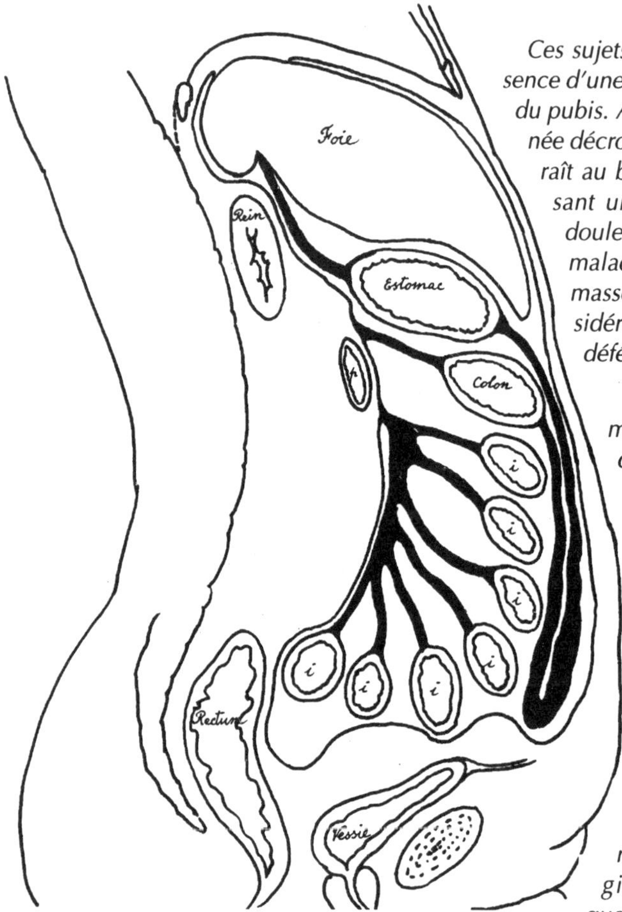

Ces sujets se plaignent parfois de la présence d'une masse dure bombant au niveau du pubis. Assez souvent, la masse incriminée décroît après la miction, puis réapparaît au bout de quelques heures, induisant une pesanteur pelvienne et des douleurs pendant la miction. Certains malades mentionnent volontiers une masse fantôme du bassin gênant considérablement les mouvements et la défécation.

Abandonnée à elle-même, la maladie se complique souvent d'hypertension, de phlébite, d'infection urinaire, d'étranglement des uretères, de sclérose de la vessie...

Le diagnostic de la masse invisible dans l'espace rétropéritonéale se fait surtout grâce à l'échographie et au scanner. On peut ainsi calculer l'importance de ce tissu gras caché.

Le traitement est hélas décevant. Autrefois, on recourait aux corticoïdes et à la chirurgie. Actuellement, il semble que l'aspiration par ponction soit préférable, associée à l'injection locale de corticoïdes. Plusieurs séances sont cependant nécessaires afin d'en stabiliser l'évolution. Le résultat d'un tel traitement est encourageant, grâce à la précocité du diagnostic par l'échographie.

CHAPITRE VIII

NAINES BRUNES CONTRE GROSSES BLANCHES

I - LA GRAISSE BRUNE, NOTRE ANGE GARDIEN

Sur le plan cellulaire, nous savons aujourd'hui qu'il existe 2 espèces de cellules graisseuses: la blanche et la brune.

Cette distinction, apparemment basée sur leur coloration, sous-tend en réalité la profonde différence biologique et biochimique qui les sépare. Chacune de ces deux soeurs suit son propre destin.

Elles se donnent néanmoins la main pour nous venir en aide.

Il semble facile, voire simpliste, de reconnaître une graisse brune d'une autre blanche. N'importe quelle ménagère voit la diférence entre la couleur d'un double-gras pâle et celle, plus rosée, des graisses entourant le rognon ou le ris de veau. Et pourtant, la science a mis plus de 4 siècles pour être certain qu'il s'agit bien là d'une graisse de couleur plus foncée ! Dans la nature, les animaux exploitent instinctivement les propriétés spécifiques de ces deux tissus adipeux pour survivre. Profitant de la saison chaude, l'organisme de la marmotte, par exemple, constitue une bonne réserve de graisse brune. Le poids de cette masse grasse peut atteindre le quart du poids total de l'animal.

A la fin de l'automne, la marmotte se prépare à une longue période d'hibernation. Elle perdra du poids jusqu'à son réveil au printemps suivant. La dépense énergétique au cours de ce sommeil saisonnier se fait uniquement au dépens de sa masse grasse, laissant intacte sa musculature laquelle bénéficie même de l'approvisionnement de la graisse brune.

Un jour d'hiver de l'an 1551, le naturaliste suisse Konrad Gesner, au cours d'une promenade dans la forêt, tomba net devant une marmotte dormant profondément dans le creux d'un tronc d'arbre. Intrigué, il fit transporter la bête chez lui, croyant qu'elle allait se réveiller dans une pièce bien chauffée.

A sa grande surprise, la marmotte se contenta d'esquisser quelques mouvements, mais elle n'interrompait pas sa torpeur pour autant. Gesner conclut que la température n'y était pas en cause. Il pressentait qu'un processus cérébral complexe avait déclenché comme une horloge interne ce cycle d'hibernation et de réveil.

Alors commença une série d'observations. Il compara l'anatomie des marmottes étudiées au cours des diverses phases de ce cycle.

Rien apparemment ne s'est modifié chez ces animaux, sauf la quantité d'un tissu gras de couleur brunâtre qui disparaît presque complètement à la sortie de la longue nuit.

Quelle est la nature de cette masse grasse que la marmotte s'efforce de constituer au cours de l'été ? Dès le début, Guesner pensait qu'il s'agissait d'une graisse particulière différente de celle, blanche, localisée sous la peau. Mais il n'en était pas sûr, car l'usage du microscope ne se pratiquait pas encore.

D'autres naturalistes aux XVIe et XVIIe siècles explorèrent la même voie. Certains voyaient dans ce tissu le refuge des «humeurs noires» qu'il fallait évacuer à coup de saignées. D'autres croyaient qu'il logeait les «forces viriles du mâle». Ce qui s'avérait fort gênant, car les marmottes femelles en possèdaient aussi, et même beaucoup plus ! Au XVIIIe siècle, l'usage du microscope commença à se répandre.

On découvrit que ce tissu gras présentait des granulations fines semblables à celles observées sur une glande du thorax, le thymus, (l'organe principal du système immunitaire).

Comme les agneaux possédent à la naissance un grand thymus et une réserve importante de cette graisse brune, on conclut alors que la graisse brune n'était autre que le thymus. Pour la simple raison que ces deux formations disparaissaient à l'âge adulte. La glande de thymus fut communément désignée sous le terme de «ris de veau». A part cela, on ignorait tout de cette graisse et du thymus, sauf en gastronomie.

Les interrogations hantaient toujours les chercheurs. Au XIXe siècle, on considérait ce tissu comme le «berceau du sang». D'autres voyaient en lui le lieu où naissait la graisse du corps. Le controverse dura un siècle pour aboutir à cette notion édifiante des années 2O : on enseignait il s'agissait là d'une glande endocrine sécrétant des hormones ! Au fond ce n'est qu'à partir de la deuxième moitié du XXe siècle que la nature et le rôle de ce curieux tisssu commence à être bien connus. Enfin, on se rend à l'évidence.

Il s'agit bel et bien d'une graisse, mais de couleur brune. Elle est la source principale de la production de chaleur (la thermogenèse) chez les mammifères. C'est grâce à cette graisse brune que la température de notre corps puisse rester constante, au voisinage de 37° C, quelle que soit la rigueur de l'hiver.

Seuls les oiseaux et les mammifères peuvent réaliser cette prouesse d'homéothermie. Les calories fournies par ce tissu gras ont permis à notre humanité de braver les six périodes de glaciation qu'a connues l'ère quaternaire, alors que d'autres espèces mouraient de froid. Nous ne dirions jamais assez combien notre vie dépend de son dévouement.

La marmotte n'est donc pas le seul animal à pouvoir bénéficier de la graisse brune qui existe également chez les espèces non-hibernantes. Tous les petits, et ceux des humains compris, naissent avec une réserve de graisse brune au niveau des épaules, du thorax, du dos...et aussi autour des reins, du coeur, des vaisseaux... Ils disposent ainsi immédiatement d'une source d'énergie vitale pendant plusieurs jours. Grâce à elle, le jeune peut affronter sans risque le refroidissement brutal que cause le passage sans transition de le douce chaleur utérine à la température du monde extérieur.

Des sauveteurs ont trouvé sous les décombres, lors des séismes, des nourrissons qui ont survécu près de 6 jours après les catastrophes ! Un tel miracle n'a été possible que grâce à cette merveille biologique.

Vers l'âge adulte, la graisse brune tend à disparaître au profit de sa soeur blanche. Mais l'ange gardien ne quitte pas pour au tant son protégé. Elle reste à côté des organes vitaux (coeur, reins, viscères...), se mélange même dans la foule des grosses cellules blanches pour leur prêter main forte.

Plus étonnant encore, le nombre des cellules brunes augmentent dès que l'organisme s'expose au froid. Cette faculté adaptative caractérise les rongeurs vivant sous un climat tempéré.

D'où vient sa couleur foncée qui la distingue de sa soeur blanche ? Ces adipocytes sont en effet très riches en enzymes. Et en particulier les cytochromes qui sont des métallo-enzymes au coeur de fer. Ces enzymes respirent pour nos cellules, tout en leur générant de l'énergie. Par leur présence et l'intensité de leurs réactions oxydatives, les ions de fer foncent la couleur de cette graisse (voir illustration).

Examinées au microscope, ces brunes sont petites, granuleuses, farcies de gouttelettes de lipides. Visiblement, elles sont loin d'avoir la splendeur opulente de leurs soeurs blanches, lisses et rondouillettes. Mais les chercheurs sont plus attirés par les naines brunes richement dotées de cytochromes et d'atomes de fer.

De très nombreuses mitochondries les habitent. Elle sont les microcentrales où les acides gras et le sucres subissent la conversion en énergie. A l'inverse, les cellules graisseuses blanches sont frappées d'une torpeur désespérante. On dirait qu'aucune activité enzymatique ne s'y déroule.

Apparemment, elles se comportent comme de simples dépôts, distribuant avec parcimonie sa graisse aux petites brunes dépensières.

Une cohabitation intelligente qui nous assure un chauffage continu.

Curieusement, l'organisme semble gâter particulièrement ces naines brunes. Il les dote d'un important réseau de capillaires qui les embrassent intimement pour soutenir leur dépense. Au fond, la générosité n'est pas gratuite. Des fibres nerveuses sympatiques surveillent de prêts cette graisse, aussi bien au niveau des vaisseaux distributeurs que sur les cellules graisseuses. On n'entretient pas des brunes aussi coûteuses sans aucune arrière-pensée.

En dehors des situations critiques (grand froid, privation de nourriture, maladie digestive...), la graisse brune reste discrète.

Elle ne se manifeste que si la graisse blanche débordée ne peut plus faire face. Alors elle se développe, prend la situation en main.

II - LA GRAISSE BLANCHE, BOURREAU DU COEUR

Pauves humains !

Nous avons moins de chance que les rongeurs: eux, ils conservent indéfiniment leur graisse brune pour brûler leurs lipides. Chez nous, elle disparaît presque complètement après la naissance, au profit du tissu adipeux blanc qui stocke les triglycérides et risque à tout instant de les faire apparaître au grand jour, déformant le corps et plus grave, nous menaçant d'infarctus.

Si seulement nous pouvions garder toute la vie ces petites brunes dévoreuses de graisse, il n'y aurait plus d'obèse, ni de rétrécissement des artères.

Empêcher la graisse brune de disparaître ou bien la réactiver mènerait probablement vers la voie royale du traitement de l'obésité. Les biologistes semblent parvenir à dévoiler le secret des cellules adipeuses brunes. Elles possèdent en effet une clef du moteur capable de faire évacuer les acides gras et de les transformer en chaleur. Même la structure de cette clef est aujourd'hui bien identifiée. Il s'agit d'une protéine découplante.

Comme les grosses blanches n'en possèdent que fort peu, voire pas du tout, elles ne brûlent pas suffisamment ses triglycérides.

Leur stock de graisse s'accumule donc. Et quand elles n'arrivent plus à fixer les triglycérides sur le ventre ou les fesses, elles les abandonnent dans le sang.

Ne sachant plus à quel saint vouer, ces molécules errantes finissent par se déposer sur la paroi des artères... Curieusement, même les jeunes cellules conjonctives (les fibroblastes), qui se métamorphosent en préadipocytes, finissent aussi leur carrière en graisse blanche.

Théoriquement, il serait tentant d'obliger les cellules graisseuses blanches à produire aussi la protéine découplante qui leur manque. Elles deviendront des brunes et adopteront un comportement moins avare. Les biologistes ont récemment réussi à identifier dans le noyau de la cellule graisseuse le gène qui programme la fabrication de la protéine découplante.

Ce gène porte en plus des séquences capables de mettre en veilleuse ou de réguler ses propres activités. L'entrée en action du gène reçoit probablement des signaux provenant des hormones et du milieu extérieur. Mais son mécanisme intime nous échappe encore.

Néanmoins, les travaux convergent vers cette voie, parce que la graisse représente à la fois une question de vie et de mort. Tout dépend en fait de sa qualité et de sa quantité.

Dans les conditions normales, lorsque la dépense musculaire s'équilibre avec l'apport alimentaire, la graisse brune élimine l'excédent gras en le convertissant en calories distribuées partout par le courant sanguin. Elle contribue ainsi à affiner sa soeur blanche et surtout à faire baisser le niveau des lipides du sang.

TOUTES LES GRAISSES DU MONDE (VOIR FIGURE PAGE SUIVANTE)

Il existe deux sortes de graisses. Le tissu adipeux brun (A) est plus foncée. Sa couleur brunâtre provient de sa haute concentration en cytochromes qui sont des enzymes chargées de la respiration cellulaire.

Par rapport aux cellules graisseuses blanches (B), les adipocytes bruns ont une taille plus petite. Leur cytoplasme paraît aussi plus granuleux. Ils renferment des fines gouttelettes de lipides (en jaune) autour desquelles se groupent les mitochondries (en rouge). Ces dernières fonctionnent comme des microcentrales pour convertir les acides gras en énergie.

L'organisation du tissu adipeux brun montre la présence d'un réseau très dense de capillaires (c) et de fibres nerveuses autonomes sympathiques (n). Ces nerfs commandent la mobilisation de la réserve lipidique pour lutter contre le froid. Les calories générées par les enzymes sont alors distribuées à travers les capillaires.

Parallèlement, les capillaires se chargent aussi de ravitailler la graisse brune par de nouvelles subtances nutritives qu'elle consomme en grande quantité.

A l'inverse, l'adipocyte blanc (B) se gorge d'une énorme goutte lette de triglérides (en jaune) refoulant son noyau à la périphérie. Pratiquement, la graisse blanche ne possède ni capillaires ni fibres nerveuses. Ses mitochondries, ses granulations, ses appareils de Golgi (g) qui servent de transporteurs, restent invisibles. Ces cellules sont pâles, mais de grande taille. Ce qui semble indiquer leur très lente activité dans la conversion des acides gras en énergie.

C'est à partir de la 25e semaine que le foetus humain commence à stocker sa graisse brune en vue de se protéger du froid quand il va quitter la chaleur maternelle. La localisation de cette graisse brune se répartit d'ailleurs suivant les mêmes sites chez tous les animaux homéothermes.

On la trouve surtout autours des organes nobles: coeur, reins, surrénales... Elle engaine également les gros vaisseaux de l'abdomen et du cou, fournissant ainsi au cerveau un courant sanguin à température constante quel que soit le froid règnant dans le milieu ambiant.

Les épaules, les aisselles, le dos, le cou, les viscères du bébé sont aussi garnis de graisse brune pour réchauffer le sang artériel et veineux. Il existe un système de réglage automatique composé de récepteurs thermiques placés à la surface de la peau.

Les informations concernant les variations de la température sont ainsi transmis aux noyaux profonds du cerveau (hypothalamus, bulbe...). De ces centres automatiques émanent les ordres commandant la production de la chaleur par les adipocytes bruns. Ces fibres nerveuses appartiennent au système sympathqiue. Elles sécrètent de la noradrénaline qui active à son tour les enzymes lipolytiques au sein des adipocytes bruns.

D'autres fibres nerveuses ordonnent la dilatation des capillaires afin que l'énergie produite diffuse rapidement vers tous les recoins de l'organisme.

FIGURE 8

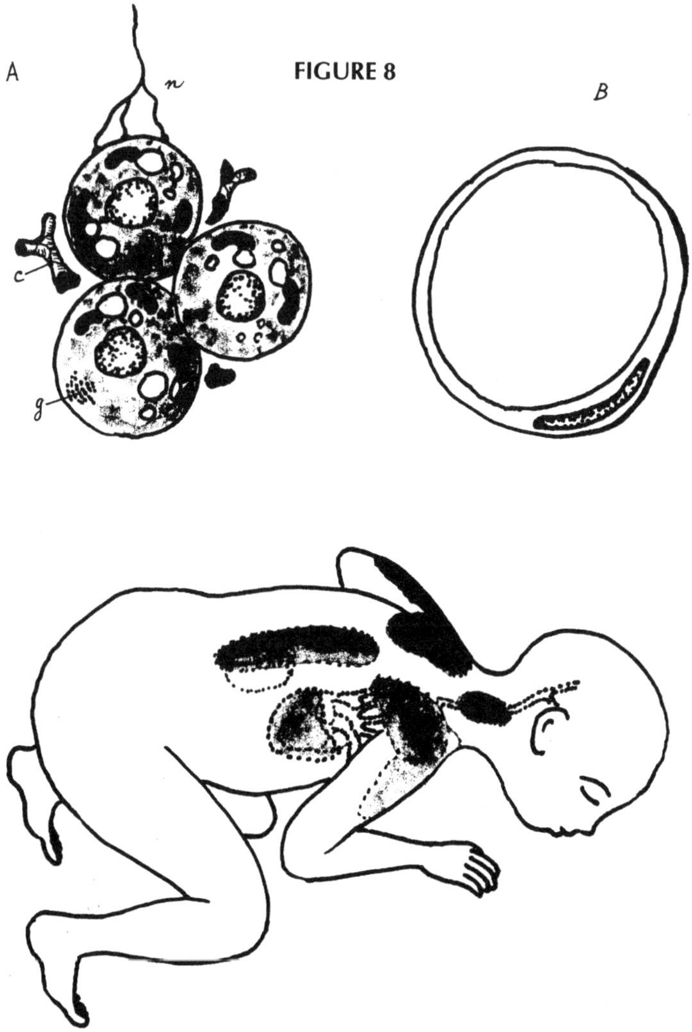

Le nourrisson peut donc lutter contre le froid grâce à cette précieuse production calorique, sans passer par le stade de frisson.

Dans notre espèce, la majeure partie des graisses brunes disparaît au bout de quelques mois, mais persiste encore un peu autour des épaules et des viscères.

CHAPITRE IX

ENTRE LE GRAS ET LE MAIGRE

I - METABOLISME ET HOMEOSTASIE

Le mot métabolisme vient du grec «métabolé» signifiant : changer.

Il désigne l'ensemble des réactions biochimiques qui se déroulent au sein de nos cellules. Le but consiste à transformer les substances nutritives reçues en énergie, en éléments structurels, en matériel de renouvellement..., mais aussi en déchets après usage.

Le métabolisme comporte donc deux phases différentes; une phase constructive, appelée anabolisme, au cours de laquelle la cellule bâtit son édifice vivant.

Vient ensuite une phase destructive, le catabolisme, caractérisée par la production de résidus résultant de la conversion des carburants (sucre et graisse) en calories. La réparation de l'usine cellulaire génère aussi des déchets composés de pièces usées que les enzymes doivent enlever et remplacer par d'autres toutes neuves et efficaces.

Imaginons une ville qui reçoit d'un côté toutes sortes de maté riaux nécessaires pour la vie de ces habitants, pour la construction de nouvelles maisons, pour la génération du courant électrique... De l'autre côté, elle produit des ordures, des cendres, des gravats de démolition, des morts même... qu'il convient d'évacuer.

Toutes ces activités ressemblent au métabolisme d'une cellule, d'un organisme vivant dont la bilan doit rester en équilibre entre l'entrée et la sortie, entre ce qui est édifié et ce qui est enlevé, renouvelé, éliminé.

Prenons le cas de la matière grasse. Ces molécules fournies par la nourriture subissent d'abord la préparation nécessaire de la part des enzymes du tubes digestif. Une fois bien mijotées, nos cellules en extraient des acides gras pour les incorporer aux membranes et aux divers rouages de leur machinerie. D'autres acides gras servent de carburants à nos microcentrales qui les brûlent pour générer de l'énergie.

Si des surplus existent, alors nos adipocytes les mettent en conserve. Trois acides gras sont alors empaquetés avec une molécule d'alcool (le glycérol). L'ensemble forme une molécule de triglycéride. C'est le compte d'épargne de notre corps. Il entrera en scène quand le besoin se fera sentir. L'ensemble de ces activités représente la phase d'anabolisme. Une fois emmagasinée sous la peau, le tissu gras forme une couche isolante périphérique qui limite les pertes de chaleur par temps froid.

A l'inverse, les acides gras délabrés des membranes, des enzymes et d'autres éléments structuraux de l'usine cellulaire doivent être impérieusement repérés, enlevés, remplacés par des molécules fraî ches. Ce travail de réparation permanente produit des déchets à éliminer, en plus de ceux dérivés des microcentrales. Le processus relève du catabolisme.

Anabolisme et catabolisme, intégration et dégradation, construction et renouvellement ne s'opposent pas. Ils se complètent afin d'assurer la permanence et le devenir de la vie.

A l'intérieur de la cellule, l'énergie générée est en partie utilisée immédiatement. Le reste se conserve sous une forme chimique complexe comme les piles d'une lampe de poche. Cependant, tous les êtres vivants se servent de la même pile. Il s'agit d'une molécule d'ATP (adénosine triphosphate) composée de 3 atomes de phosphore liés à une molécule biologique appelée «adénosine». Cette dernière résulte de la combinaison d'un sucre avec une base chimique.

Ce qui est merveilleux est que la pile se recharge sans cesse.

Des enzymes spécialisées épluchent l'un après l'autre les atomes de phosphore. Et chaque fois, une petite quantité d'énergie se libère.

Puis elles recollent ces même atomes pour reformer la molécule d'ATP. C'est un peu comme si l'on débouchait une bouteille pour boire et qu'on la rebouchait ensuite après l'avoir remplie.

II - ORDONNER LE CHAOS

La nécessité de produire continuellement de l'énergie pose à nos cellules un problème de taille, étant donné que l'apport alimentaire s'échelonne dans le temps et que des situations défavorables imprévisibles peuvent survenir à tout moment.

L'humanité a vécu durant des millénaires dans la hantise de la famine, de la maladie, de la guerre, des calamités... La sagesse recommande la prudence. Prévoir, stocker autant que possible pendant les années de vaches grasses.

Ce réflexe instinctif anime toujours nos cellules. Les adipocytes sont justement chargés dans cette fonction de survie. Seule une bonne réserve permet de répondre à l'impondérable. Notre tissu graisseux s'initie ainsi à l'art de la régulation, avec le concours de multiples systèmes qui l'aident à maîtriser le désordre, la panne, l'aléatoire...

Dès qu'il s'agit de l'énergie, rien ne doit être laissé à la dérive. Contrôler, corriger, garder l'équilibre exigent une vigilance permanente, un travail de précision. Ce mécanisme physiologique s'appelle «homéostasie».

La régulation métabolique concerne non seulement les glucides, les lipides et les protides dont la ration ingérée varie selon les circonstances et les caprices du mangeur, elle doit aussi tenir compte des déchets et des substances néfastes à éliminer, des fibres végétales indispensables à traiter bien qu'elles n'apportent aucune calorie.

L'exécution de ce grand programme s'accomplit grâce à l'étroite collaboration entre les hormones et les enzymes en divers lieux de production et de dépense. Une hormone zélée reçoit immédiatement de ses soeurs l'ordre de sa calmer. Qu'une enzyme exténuée commence à somnoler, elle se voit aussitôt remplacée par d'autres.

L'essentiel est que le rendement de la production thermique de l'ensemble n'accuse ni retard ni excédent. Il voisine les 100 % fixés, tout en se montrant capable de s'adapter suivant les fluctuations de la demande.

Du point de vue pratique, puisque plusieurs monnaies existent, on facilitera bien des échanges en les référant à une valeur standard (écu ou dollar). Notre organisme adopte la même astuce en convertissant les différentes substances nutritives: le sucre en graisse, la protéine en sucre et le tout en énergie. Que le glucose s'épuise soudain à la suite d'une privation ou d'un effort prolongés, les lipides montent en scène pour jouer le rôle de combustibles.

Et si besoin est, les protides peuvent aussi intervenir. La substitution possible d'un carburant par un autre, d'une matière première par une autre, réalise une régulation efficace qui maintient la continuité fonctionnelle du système. Finalement, l'unité universelle vers laquelle aboutit la digestion des lipides, glucides et protides est l'acétyl-coenzyme A.

On peut comparer la quantité totale de cette unité à un réservoir avec ses entrées et sorties destinées à diverses utilisations de l'organisme. L'acétyl-coenzyme A apparaît ainsi comme le matériel de base que nos cellules extraient à partir de n'importe quel aliment. Cette molécule va ensuite subir une série de transformations encore plus fines (le cycle de Krebs). Elle sera progressivement concassée et concoctée pour fournir de l'énergie, des combustibles et des matériaux de construction.

La recette de la cellule consiste à «brûler» doucement les aliments fournis. Etape après étape, elle libère l'énergie à petite dose et de la manière la plus rentable. Au cas où l'apport dépasse les besoins du corps, le surplus de l'acétyl-coenzyme A sera converti en graisses et mis en réserve. Bien entendu, les déchets provenant de ces réactions sont éliminés hors de la cellule. Certains sont même récupérés, tel le cas de l'eau, de l'acétone...

Dans l'usine cellulaire, les mitochondries, actionnées par l'oxygène, produisent de la chaleur et des piles qui sont justement les molécules d'ATP. Ces grains d'énergie répondent immédiatement au besoin de n'importe quel rouage du corps.

Bien entendu, ces microcentrales ne fonctionnent pas de façon indépendante. Elles coopèrent étroitement avec des chaînes de minuscules ateliers, les ribosomes, qui leur fournissent des machines-outils, des matériaux de base, et surtout des ouvriers spécialisés composés d'enzymes.

On conçoit la nécessité de coordonner les activités de cette foule de travailleurs. Car la production des triglycérides, des molécules complexes de protéine, de glucose (le glycogène), de cholestérol... relève de leur compétence. Le travail d'équipe et la production en chaîne assurent la constance du rendement de la machinerie cellulaire. Ils constituent le deuxième pilier de l'homéostasie.

Réguler le métabolisme constitue le souci principal de l'organisme. Le corps dans son ensemble harmonise le fonctionnement de ces divers organes dans ce but. Car tous les organes ne disposent pas d'une réserve égale. Prenons le cas du cerveau qui gouverne en tant que maître suprême, on est frappé par sa pauvreté en réserve.

Et pourtant, il se montre très gourmand de sucre. Notre système nerveux central dépense 120 gr. de glucose par jour. Il accapare à lui seul 60 % du glucose consommé par le corps tout entier. Et ce qu'il dorme ou qu'il creuse la cervelle.

Tout manque de sucre ne lui pardonne pas. Gare à celui qui va nager avec un ventre creux, croyant que cela fera maigrir. En quelques secondes seulement, vertiges et convulsions le foudroient, le coma l'achevera si personne ne lui vient en aide.

Un autre organe très vulnérable est le coeur. Il consomme beaucoup de glucose, d'acides gras et de molécules cétoniques. Il faut donc le nourrir sans cesse sous peine de panne. Tous les muscles sont avares de glucose qu'ils amassent pour leur propre compte.

Evidemment, l'économie du corps serait mal gérée si les substances nutritives étaient «brûlées» pêle-mêle. Les muscles de la main manqueraient d'acides aminés parce que ceux du bras les auraient tous utilisés ! Pour éviter le chaos, la répartition des combustibles reste rigoureusement contrôlée. A chacun selon ses besoins.

Telle est la loi qui gouverne la société des cellules.

Le foie est l'organe dévoué, voire altruiste, qui contribue à la réalisation de l'homéostasie. Il se charge de ravitailler tout le monde, en extrayant le glucose et les acides aminés du sang.

Lorsque le glucose est absorbé, le foie en prélève une partie pour ses besoins personnels, le reste est stocké, groupé en chaî nes de glucose (le glycogène). Il le relâche aussitôt dès que la concentration du glucose sanguin commence à baisser.

Parallèlement, le foie extrait les acides aminés du sang et les assemble en protéines qu'il restitue ensuite à l'organisme. Avec la même générosité, il reçoit les graisses absorbées par l'intestin, les transforme en phospholipides que réclament toutes les autres cellules pour réparer leurs membranes. La plaque tournante du métabolisme, c'est incontestablement le foie.

Les autres organes ne restent certes pas indifférents devant le travail harassant du foie. Le pancréas, par le biais de ses hormones (insuline, glucagon...) l'aide à surveiller le mouvement du sucre. Quant à l'hypophyse, elle dirige l'activité des autres glandes (thyroïde, surrénales...) afin de parfaire la régulation d'une situation toujours changeante.

L'HOMME NE MAIGRIT PAS COMME UN MANCHOT !
(VOIR FIGURE PAGE SUIVANTE)

Le manchot, au cours de la terrible saison d'hiver austral, est capable de perdre seulement 20 % de sa graisse brune (en jaune), sans entamer la moindre parcelle de ses protéines. Et c'est même au cours de l'hibernation que cet oiseau choisit le moment pour pondre, couver son unique oeuf, élever son petit en le gavant de sa salive nourrissante... Puis, à la sortie de cette épuisante épreuve, il lui faut encore marcher des kilomètres pour aller chasser.

L'Homme n'est certes pas doté d'une telle faculté pour supporter le jeûne. Il endommage irrémédiablement son équipement enzymatique et les muscles du coeur qui sont de nature protéique. Les privations fantaisistes ont tous fini par abattre leurs adeptes. Même au cours des régimes sévères dits «amaigrissants», la perte des enyzymes est responsable de grave affaiblissement, voire de mort subite.

D'ailleurs, tous les régimes monotones et austères constituent une sorte de stress supplémentaires contre l'organisme, ces agressions nuisent à la fois sur le plan physiologique et psycho-émotionnel, sans pour autant faire diminuer la masse grasse. Curieusement, on maigrit grâce à ses protéines chargées de la lipolyse.

Le système nerveux autonome se compose de fibres nerveuses sympathiques et parasympathiques qui innervent les muscles lisses des viscères, du coeur, des glandes... Dans les situations de stress (émotions, froid, attaque, fuite...) c'est le système sympathique qui commande immédiatement la riposte adéquate. Par contre, lors des périodes de repos et de récupération, c'est le parasympathique qui prime.

Pour actionner les cellules de l'organe cible, le messager chimi que du sympathique est la noradrénaline. Tandis que le parasympathique agit au moyen d'une autre substance: l'acétylcholine. Ces 2 molécules chimiques appartiennent à la classe des neurotransmetteurs.

Leur fonction consiste à transmettre à l'organe exécuteur la mission à accomplir.

Sur chaque cellule graisseuse, il existe des molécules de protéines dont la structure est exactement moulée suivant celle de la noradrénaline. Leur fonction est de loger la molécule de la noradrénaline, comme une serrure qui ne répond qu'à sa propre clef. Le contact parfait qui en résulte déclenchera ainsi le démarrage de la machinerie cellulaire pour convertir la réserve de graisse en énergie.

Les biologistes utilisent le terme de «récepteurs bêta 3» pour désigner ces molécules protéiques qui arment les adipocytes, et en particulier ceux de la graisse brune qui est rapidement mobilisable à l'appel de la noradrénaline. Car il existe aussi d'autres récepteurs bêta 1, bêta 2, alpha 1 et alpha 2.équipant différents organes. Ce qui permet à la noradrénaline d'agir comme une sorte de passe, capable de nuancer les effets produits en ouvrant diverses serrures.

FIGURE 9

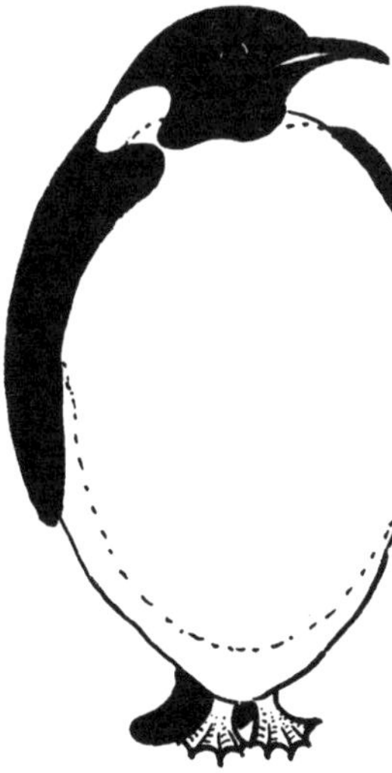

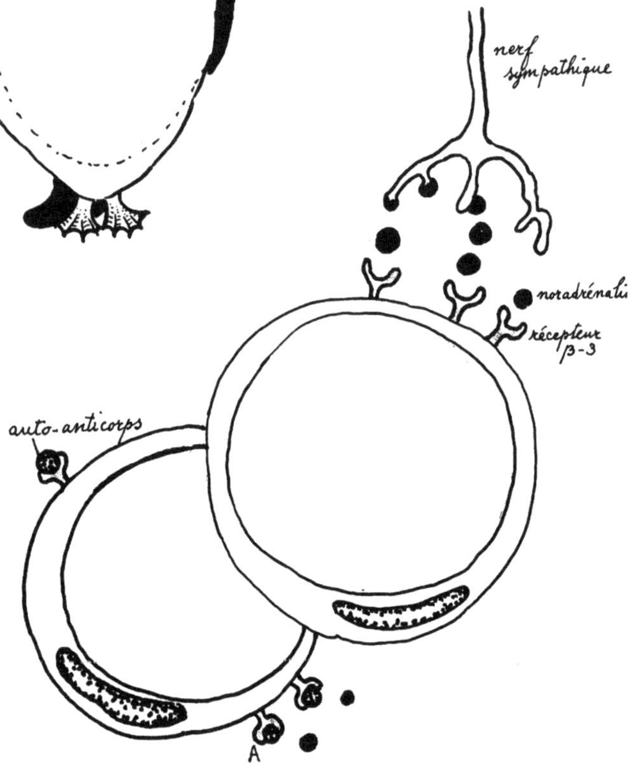

Or, lorsque, pour une raison génétique, ces récepteurs bêta 3 deviennent insuffisants ou peu efficaces, la noradrénaline qui frappe à leur porte s'avère incapable de réveiller les enzymes pour les mettre au travail. Dans de tels cas, la conversion des acides gras en calories se dérègle. La cellule graisseuse n'arrive plus à évacuer son stock. Elle plonge dans la torpeur, devient indifférente malgré les secousses répétées des fibres sympathiques.

Chez certains obèses, on a même découvert la présence des anticorps que l'organisme fabrique par erreur contre ses propres récepteurs bêta 3. Ces derniers, étant étouffés, se montrent complètement insensibles aux sollicitations de la noradrénaline (A).

CHAPITRE X

TOUT SE JOUE DANS LA LIPOLYSE

I - PAS DE BAISSE DE POIDS SANS DEPENSE CALORIQUE

L'obèse est celui qui mange trop !

Voilà une idée toute faite qui explique de façon simpliste pourquoi le poids augmente. En réalité, grossir n'est pas à la portée de tout le monde. Il faut la convergence de multiples causes pour que s'installe le surpoids. D'ailleurs, il n'est pas facile de grossir, mais il n'est pas non plus aisé de maigrir.

Bien que l'excès de poids touche aujourd'hui près de 20 % de la population dans les pays industrialisés et que les conséquences de l'obésité soient bien connues, fort peu de recherches ont été faites pour comprendre pourquoi certains grossissent et d'autres pas.

Longtemps, on se contentait d'accuser les gros d'avoir un appétit féroce. On découvre aujourd'hui que plus les sujets étaient gros, moins ils mangeaient ! Pourquoi alors n'arrivent-ils pas à faire descendre leur poids ? Il semble inconcevable, même pour des médecins qui les soignent, qu'un corps puisse générer de la graisse en mangeant moins. On ignorait que des perturbations biologiques complexes minent le terrain des personnes ayant hérité des gènes de l'embonpoint.

En effet, chez la plupart des obèses, un déséquilibre grave existe entre les apports et les dépenses d'énergie, aggravé il est vrai par des régimes diététiques plus ou moins aberrants. Les progrès actuels de la biologie moléculaire éclairent d'un jour nouveau les causes profondes de la prise de poids, battant en brèches certaines idées reçues. A priori, il semble que la résistance du poids ne peut s'expliquer que par le refus du tissu graisseux à convertir sa réserve de lipides en calories. Comprendre la raison et le mécanisme de ce refus constitue à l'évidence le noeud du problème qui agace tant de gens.

II - LA CLEF DE VOUTE EST DANS LE METABOLISME BASAL

A l'état de repos absolu, notre corps dépense environ 70 % de son énergie pour entretenir le fonctionnement de ses organes, 20 % pour se mouvoir, tandis que les 10% restants servent à maintenir la température du corps à un niveau constant (37° C).

L'ensemble de ces dépenses compose la lipolyse journalière de base. Il varie d'un individu à l'autre selon le sexe, l'âge, l'état émotionnel, l'importance de la musculature, le mode de vie, la tem pérature de la saison et, chez la femme, le jour du cycle mens truel, l'état de grossesse, de l'allaitement...

Cependant, la quantité du tissu graisseux présent n'influence pas le niveau de cette dépense. Curieusement, ses cellules gorgées d'énergie sous forme de lipides mènent une vie paisible, presque au ralenti. Elles ne gaspillent pas leur réserve.

On a calculé qu'un adipocyte consomme 50 fois moins d'énergie qu'une cellule musculaire et 100 fois moins qu'une cellule nerveuse. La cellule graisseuse est non seulement avide d'ammasser, elle se montre aussi très pointilleuse à la moindre dépense. Malgré cela, l'organisme lui fournit sans cesse de quoi stocker. Il est vrai qu'on ne prête qu'au riche. Elle mérite bien le rang de banquier.

Les chercheurs décident de se pencher sur ce problème, car la mesure du métabolisme de base, par sa précision, pourrait apporter des arguments solides. Quel ne fut l'étonnement des physiologistes suisses E. Jéquier et Y. Schutz de l'Université de Lausanne en découvrant que beaucoup d'obèses dépensent au repos plus d'énergie que les sujets maigres, environ 15 % de plus ! Nous voilà devant une situation incompréhensible. Visiblement, les obèses mangent moins, dépensent plus au repos, et pourtant ils continuent à grossir. On comprend dès lors pourquoi les régimes faméliques ne parviennent pas à renverser la vapeur.

Intrigués par ce paradoxe, les biologistes analysent en profondeur le mécanisme de ce phénomène inattendu. Il s'avérait que la plupart des obèses étudiés présentaient aussi une forte musculature. L'excès de l'énergie dégagée provenait surtout de leur masse maigre et de leurs viscères, puisque le tissu graisseux ne dépense guère. Les obèses qui ont peu de muscles dégagent moins d'énergie.

L'attention s'oriente de plus en plus vers l'étude des muscles et vers la quantité d'énergie nécessaire à la digestion des différents types d'aliments.

Certains aliments se laissent facilement absorber et stocker, tel le cas du sucre soluble. A l'inverse, le glucide, qui est un sucre complexe présent dans les céréales, nécessite une importante dépense énergétique pour pouvoir le dégrader, le digérer et le stocker sous la forme de glucose, de glycogène et de molécules d'ATP.

Par rapport aux protéines dont la digestion apparaît de loin la plus élaborée, les aliments gras sont relativement plus faciles à stocker dans le tissu graisseux. Leur absorption entraîne aussi une dépense moins coûteuse en énergie. Cependant, certains sujets en absorbent peu. Leur intestin ne les tolèrent pas. Il les élimine.

Autrement dit, celui qui veut maigrir a intérêt à consommer les céréales et un peu de protides, à éviter d'abuser les lipides et les sucres simples qu'il soit en morceaux ou en poudre.

Plus surprenant encore, toutes les personnes obèses ne digèrent pas de la même façon face à un aliment donné. Ils ont besoin moins d'énergie pour digérer. Si bien qu'ils arrivent à constituer la même quantité de réserve que les personnes maigres, tout en générant moins de calories. En un mot, ils fabriquent plus vite leur graisse et avec peu de frais. Après le repas par exemple, l'enregistrement montre fréquemment que les obèses consomment moins d'oxygène durant les heures de la digestion. La quantité de chaleur qu'ils dégagent (la thermogenèse) atteint un niveau inférieur par rapport à celui des sujets maigres.

Parmi les centaines de volontaires étudiés, on constate que 70 % d'entre eux ont au moins un parent obèse. Les cas les plus préoccupants concernent environ 15 % des sujets dont les parents présentent tous les deux un excès de poids. Le facteur héréditaire sem ble déterminant dans leur promptitude à intégrer les graisses. Mais il n'est nullement le seul responsable.

III - ENCOURAGER L'ACTIVITE PHYSIQUE ?

Le dogme prétend que l'obèse ne fait pas assez de sport. Cependant, dans la vie quotidienne, il bouge autant, sinon plus, que les sujets non-obèses. Cela est amplement prouvé par la camera à infra-rouge et par l'enregistrement au radar qui scrutent ses mouvements à son insu. Mieux, chacun de ses gestes comporte même un coût énergétique supérieur à celui des gens maigres, car il doit de plus déplacer son poids excédentaire comme une sorte de surcharge à traîner. En fin de compte, la dépense globale journalière en calories pour l'ensemble des mouvements chez l'obèse dépasse fréquemment celle des non-obèses.

En toute logique, la plupart des obèses devraient s'amincir, étant donné qu'ils diffusent plus de chaleur au repos et en activité, et que leur ration alimentaire reste souvent au-dessous de la normale. Là réside probablement le talon d'Achille.

Ce qu'on ne sait pas, c'est qu'on a fait croire à ces personnes que leur seul salut réside dans le sport ! Alors se mettent-ils à courir comme des damnés, à pédaler, sauter, grimper, plonger, randonner, endurer, faire du «joggling»..., ignorant que ces pratiques à outrance, sans conseil ni entraînement progressif, leur feront plutôt du mal que du bien ! En effet, l'effort démesuré qu'ils fournissent pour déplacer leur surpoids à une vitesse anormale contribue rapidement à l'usure des cartilages. L'arthrose les frappera à un âge précoce, sans être sûr d'arriver à perdre leur poids.

Certains sports sont à déconseiller absolument, ils s'avèrent même dangereux s'ils sont pratiqués indépendamment du biorythme. En revanche, les exercices en apesanteur, telles la nage et la thalassothérapie, favorisent le développement des muscles et les réac tions de la thermolyse. Elles représentent pratiquement les seuls exercices à conseiller aux grands obèses, les plus efficaces aussi.

Dans l'état actuel de la recherche, avouons que nous ignorons quasiment tout pourquoi et comment un individu devient-il gros.

Néanmoins, certains faits plaident en faveur des défauts enzymatiques qui perturbent gravement le métabolisme, en réduisant la conversion de la réserve de graisse en énergie. Simultanément, ils hâtent l'absorption des substances nutritives (les nutriments). Les autres facteurs comme la surnutrition, la sédentarité, le stress... ne font qu'aggraver secondairement un terrain biologique déjà très compromis par l'incoordination régnant entre les enzymes.

Si bien que finalement on aboutit à une situation d'impasse. Le sujet obèse se montre de moins en moins efficace dans la transformation de sa réserve en chaleur (la lipolyse). Après avoir maigri au prix d'un régime sévère à basse calorie, la charge à transporter s'allège, entraînant une baisse de dépense. Mais le sujet tend à regrossir dès le moindre écart alimentaire. Le rebond s'avère d'autant plus grave que la perte de poids plus rapide.

Une lipolyse progressive (500 gr. par mois en moyenne), bien que moins spectaculaire, procure de meilleurs résultats. Dans ce cas, la mise en place d'un régime de stabilisation personnalisé et de longue durée contribue énormément au succès de la diététique.

Quelle que soit la cause de l'embonpoint, l'artisan principal qui se charge de dégraisser est toujours le même. Il s'agit d'une enzyme nommée lipoprotéine-lipase (LPL). Sa mission consiste à scinder la grosse molécule de triglycéride en plusieurs petits fragments. Semblable à un habile mécanicien, il démonte l'édifice graisseux en ses 4 composants élémentaires: 3 acides gras et 1 glycérol.

La dégradation fournit en même temps de l'énergie (voir schema).

D'où vient cette précieuse enzyme ? Ce sont justement les adipocytes et les cellules musculaires qui la synthétisent. L'enzyme doit d'abord mobiliser les lipides chez leurs parents, elle les quitte ensuite, pour aller travailler dans les vaisseaux sanguins.

Elle se fixe sur la paroi interne des capillaires où elle aide les cellules endothéliales à digérer les molécules de graisse.

Comme l'ensemble de nos 96 000 km de vaisseaux représente une très large surface toute tapissée de cellules endothéliales, on conçoit l'importance des réactions biochimiques qui assument la majeure partie de la lipolyse. Les muscles récupèrent une grande partie des acides gras libérés qui leur servent de combustibles et de matériaux de réparation. Les adipocytes fabriquent de plus une deuxième enzyme, la «lipase intracellulaire hormono-sensible», ainsi appelée parce qu'elle ne se montre active que dans la cellule et avec le concours des hormones (thyroxine, ACTH, noradrénaline, glucagon.) et des facteurs de croissance.

Chez certains sujets, ces ezymes peuvent présenter des défauts de fabrication à la suite d'une erreur innée ou acquise. Elles sont déformée, altérées dans leur structure. Par conséquent, elles comportent une fausse note et n'arrivent plus à se faire comprendre par les autres enzymes. Parfois, l'enzyme LPL est bien produite par l'adipocyte, mais casanière, elle refuse de migrer ou de coopérer avec les cellules endothéliales qui ne peuvent pas l'identifier comme l'une des leurs. Elles la détruisent même ou l'empêchent d'agir !

UN PARCOURS DU COMBATTANTS IMPOSÉ AUX ENZYMES
(VOIR FIGURE PAGE SUIVANTE)

Le plan d'élaboration d'une enzyme est conçu au sein même du noyau de l'adipocyte, codé par les 4 bases nucléiques de l'ADN suivant une certaine ordonnance. Puis l'ordre sera transcrit sur une longue molécule d'ARN messager chargée de faire exécuter le plan par les ateliers de la cellule.

Ces ateliers sont des ribosomes groupés en rangs serrés. Ils travaillent à la chaîne, copient exactement le programme reçu et fabriquent une ficelle de protéine avec des acides aminés prélevés sur la maigre réserve de l'adipocyte.

L'enzyme qui prend naissance ne possède encore aucune activité biologique. Pour qu'elle puisse vraiment fonctionner, il faut qu'elle puisse acquérir les trois dimensions de l'espace. Elle doit donc subir une certaine manipulation, se replier en longueur, en largeur et en hauteur.

Plus complexe encore, elle doit adopter une structure précise capable de se contracter, se détendre, se modifier suivant le rythme des réactions biochimiques.

L'édifice de l'enzyme ne reste donc jamais stable, il palpite, change de dimensions et de niveau électrique, peut s'allonger et se contracter dans le temps comme dans l'espace.

C'est alors que la longue ficelle de protéine accède au rang d'enzymes, pour assurer la mission qui lui est confiée: convertir les acides gras en chaleur au sein de la mitochondrie, la microcentrale de la cellule graisseuse.

Le problème qui se pose à l'adipocyte consiste à bien réaliser le repliement de ces enzymes. Sinon, ces dernières resteraient inertes, incapables de dégrader les molécules de triglycérides.

Pour y parvenir, l'adipocyte dispose de molécules chaperons (1) servant à mouler la pelote de protéines en enzymes actives. D'autres molécules chaperons se chargent de lier ses divers segments à l'aide d'ions d'eau, d'hydrogène, ou de nuages d'électrons.

D'autres chaperons encore fixent dans l'édifice enzymatique à bâtir des atomes d'oligo-éléments (fer, manganèse, zinc, cuivre...).

Ces derniers y battent la mesure, allument alternativement les réactions, rechargent les pôles d'énergies....

Ainsi façonnée, la ficelle de protéine devient une enzyme active (2 et 3) et sera introduite dans la mitochondrie où elle doit accomplira sa mission.

Les étapes de cette longue élaboration s'avère à la fois complexe et minutieuse. La moindre erreur de manipulation est susceptible d'empêcher la maturation de l'enzyme, et par-là causer sa dénaturation.

Des imperfections d'origine génétique, immunitaire, toxique (alcool, médicaments...), psycho-émotionnelle... guettent tout au long du parcours. Ils peuvent gêner plus ou moins profondément l'efficacité des différentes enzymes.

FIGURE 10

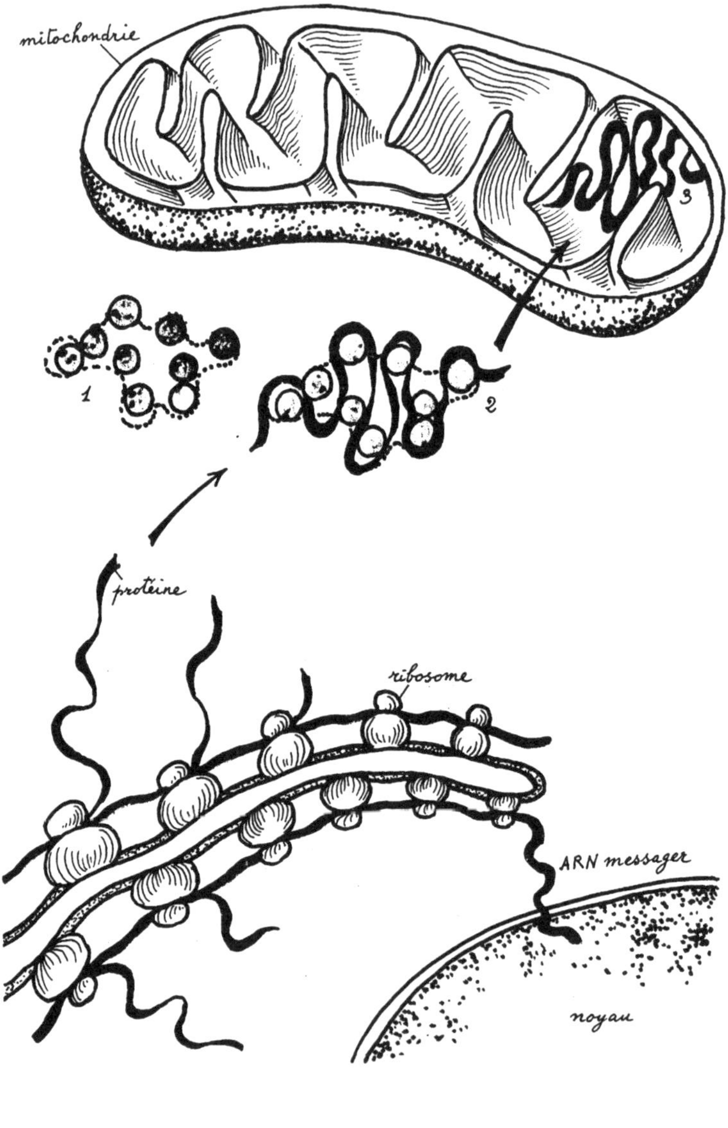

Il arrive qu'une enzyme mal entraînée et déformée refuse de collaborer avec les hormones, ou n'accepte pas de migrer vers les capillaires pour y participer à la dégradation les acides gras. Avec l'âge, le processus de la lipolyse se ralentit aussi. Mais le phénomène reste contrôlable grâce à l'activité physique et à un mode de vie plus équilibré.

CHAPITRE XI

UNE FONCTION VITALE, LA LIPOGENESE

I - S'ENGRAISSER POUR NE PAS MOURIR

Chez les petits animaux, l'une des façons de se défendre contre un prédateur consiste à grossir. Cette tactique est fréquemment adoptée par les invertébrés et les poissons.

Le carassin, un petit poisson d'eau douce, nous donne un exemple saisissant. Il s'engraisse rapidement quand le milieu est riche en nourriture, et ce dans le but de décourager le brochet qui cherche à l'avaler.

Résultat, seuls les individus de petite taille tombent dans la gueule du prédateur. Les gros carassins se débattent plus violemment et réussissent à se dégager. Mieux, dans leur fuite, ils ne manquent pas de décharger des substances chimiques servant à alerter leurs congénères de la présence du danger. Ces molécules, à base de lipides, exercent aussi une action paralysante qui freinent les mouvements du brochet.

Ne croyons surtout pas que l'Homme, animal ô combien supérieur, n'a pas besoin de s'engraisser bêtement pour vivre ! Bien au contraire, c'est même grâce à sa merveilleuse faculté biologique à synthétiser rapidement les triglycérides qu'il a eu la chance de survivre à des changements de situations extrêmement périlleux.

Tant qu'il vivait à l'abri dans le ventre de sa mère, son alimen tation ne lui posait normalement aucun problème. Elle le nourrissait, via le cordon ombilical, d'un sang vivifiant riche en sucre (le glucose) et pauvre en graisses (les lipides).

A la naissance, le nouveau-né se trouve brusquement confronter à un aliment complètement différent. Le lait maternel renferme en effet plus de graisses et moins de glucose. Ce qui exige que ses enzymes transforment les lipides en glucose, mais pas trop, car la croissance a besoin de beaucoup d'acides gras pour bâtir la plasticité des cellules.

Mais le bouleversement devient encore plus dramatique au moment du sevrage. La composition des premiers aliments solides s'inverse par rapport à celle du lait. Ils contiennent plus de glucides et moins de lipides. Pour faire face au besoin toujours croissant des cellules, l'organisme du bébé doit jongler différemment, reconvertir les glucides en graisses. Et essentiellement en acides gras et en graisses complexes (les phospholipides) dont la majeure partie est strictement réservée au développement du cerveau. Les neurones qui en manquent risquent de devenir idiots ! Le lieu où s'opère cette prodigieuse adaptation est justement le foie et le tissu graisseux. Dans leurs celules oeuvrent deux enzymes chargées de synthétiser les acides gras à partir de l'acétyl-coenzyme A, matériau de base extrait du sucre et des protéines. On les désignent donc sous le nom complexe de «l'acétyl- coenzyme A carboxylase» et la «synthase des acides gras». La première accroche à la coenzyme une molécule d'acide. La seconde se contente de les enchaîner pour former un acdie gras plus ou moins long.

II - UN TOURNANT DECISIF, LE SEVRAGE

Une équipe de scientifiques du Centre National de Recherche Scientifique, sous la direction du Pr. J. Girard, a fait une découverte fondamentale concernant ces changements cruciaux survenus au moment du sevrage. A savoir que la qualité des premiers aliments exercent une influence déterminante, et probablement durable, sur les enzymes de la lipogenèse.

L'expérience est menée chez les ratons sevrés à l'âge de 21 jours.

On les nourrit avec un aliment contenant des acides gras polyinsaturés (type huile végétale). Ayant trouvé immédiatement des corps gras nécessaires à la croissance, l'organisme de ces animaux tend à freiner l'activité de ses enzymes spécialisées dans la fabrication de la graisse. Tout semble indiquer que ces enzymes restent momentanément endormies, peut-être inhibées. Visiblement, elles ne déploient pas encore aucune des ses activités potentielles.

A l'inverse, si les ratons sevrés reçoivent une alimentation trop riche en sucre, leurs enzymes se manifesteront. Ces animaux grossiront rapidement.

Cette découverte ouvre des perspectives intéressantes pour comprendre la nutrition chez les humains qui appartiennent aussi au groupe des mammifères omnivores. Beaucoup de gros bébés ont une alimentation trop sucrée et trop riche en graisse animale. Penser à réajuster les composants de leur menu les mettra sans doute à l'abri d'une obésité ultérieure. Parce que les enzymes de la lipogenèse, une fois excitées dès la tendre enfance, risquent de prendre de mauvaises habitudes. Elles exagéreront dès la moindre occasion.

Mais la lipogenèse peut également se faire suivant un processus indirect, à la suite d'un défaut de la dégradation graisseuse. Il n'y a pas à proprement parler de synthèse de graisse supplémentaire. Cependant, les enzymes chargées de convertir les triglycérides en énergie se mettent en grève, alors le dépôt s'accumule, fait gonfler les adipocytes. Ne sachant plus où stocker leur réserve, ces cellules se multiplient et le tissu graisseux s'épaissit.

III - QUAND LE CERVEAU S'ALLIE AVEC LE VENTRE

Selon la conception classique, les fibres nerveuses sympathiques libèrent de la noradrénaline destinée à stimuler la lipase intracellulaire hormonosensible.

Le scenario s'avère fort complexe. La noradrénaline frappe d'abord son propre récepteur, réveille une enzyme (adénylate cyclase) incrustée dans l'épaisseur de la membrane de l'adipocyte. Puis, une cascade de rouages d'enzymes se met en marche, apportant de l'énergie à la lipase. Cette dernière, ainsi soutenue, va à son tour déclencher la conversion de la graisse en énergie. Elle utilise pour cela un chalumeau d'eau pour dissocier la molécule de triglycéride en 3 acides gras et 1 glycérol.

La réaction se produit avec une rapidité surprenante. La marmotte, à la sortie d'une longue hibernation, retrouve immédiatement une température normale indispensable. Il en est également lorsqu'on accomplit un travail musculaire intense nécessitant une grande quantité d'énergie. Le mécanisme se produit automatiquement au sein de chaque adipocyte dès que l'organisme doit lutter contre le froid, le jeûne....

En réalité, les nerfs sympathiques ne travaillent pas à sens unique. Ils sécrétent en même temps une petite protéine à action contraire (le neuropeptide Y) capable de freiner la lipolyse dès qu'elle dépasse une certaine limite.

Plus inattendu encore, le tube digestif imite le processus en élaborant également une molécule semblable (le neuropeptide YY). Elle exerçe un effet identique sur les cellules graisseuses. En un mot, le système nerveux et le tube digestif ont pactisé dans le secret pour obliger les cellules graisseuses à ne pas trop dépenser.

Ce merveilleux mécanisme de correction a été découvert par une équipe de biologistes dirigée par le Pr. Ph. Valet de l'Institut national de la Recherche Médicale (INSERM).

Normalement, l'harmonie règne entre les deux tendances opposées.

L'équilibre entre l'apport alimentaire et la dépense physique fait que la lipogenèse ne dépasse guère la lipolyse. La production de matière grasse suit donc le rythme des besoins physiologiques.

Mais, lorsqu'il y a surnutrition, l'intestin sécrétent davantage de neuropeptides qui ralentissent encore plus la transformation de la graisse en calories. Tout se passe comme si l'on bloquait les sorties tout en laissant entrer la matière première. Alors s'installe peu à peu un cercle vicieux provoquant l'augmentation de la réserve.

Parfois, la ration alimentaire demeure stable. C'est au contraire l'enzyme de la lipolyse qui fait la sourde oreille. Elle n'exécute plus l'ordre reçu ou se montre indifférente à la norédrénaline.

Au sein de l'adipocyte, la gouttelette de graisse non employée con tinue à grandir. Plus redoutable encore, les magasins étant pleins, le surplus qui arrive ne peut pas y entrer, il risque d'être abandonné ailleurs par ses transporteurs, sur la paroi des artères ! Pourquoi la lipase hormono-sensible fait-elle volte-face ? La raison principale est son extraordinaire fragilité, bien qu'elle fonctionne parfaitement sous le froid, à moins 10 °C ! Par contre, elle s'embrouille et fait des erreurs dès que le milieu comporte trop de glucose. Elle est trop sensible à la douceur...

Il s'agit là d'une longue ficelle de protéine composée de plu sieurs milliers d'acides aminés repliés suivant un plan précis. Le gène qui dicte la synthèse de cette enzyme compte à lui seul 11 OOO bases ! La lipase peut être considérée comme l'une des enzymes les plus complexes. On conçoit sa fragilité, voire sa susceptibilité.

Lorsque trop de molécules de sucre viennent se coller à sa surface, la lipase s'étouffe. Gênée dans ses mouvements, elle dégrade moins vite les graisses.

A l'état normal, le travail de la lipase s'achève par la production d'une quantité de chaleur que la cellule doit distribuer à tout l'organisme. A quoi servirait une centrale électrique si le courant généré ne passe pas dans le réseau de distribution ? Pour cette raison, les microcentrales (les mitochondries) de nos cellules disposent d'une canalisation perfectionnée faite de protéine découplante. Ce système se charge de dissiper l'énergie produite sous la forme de chaleur. Dans ces tuyaux circule en réalité un courant de protons jaillissant des cassures des triglycérides. De leurs tourbillons dégagent les calories attendues.

Naturellement une centrale d'une telle complexité doit être sans cesse surveillée. Ce rôle revient encore aux nerfs sympathiques qui contrôlent et adaptent la production. Exposés aux froid, la thermogenèse augmente. Si besoin est, les cellules doublent même leur réseau de canalisation en élaborant plus de protéine découplante.

Comme toutes les tuyauteries bouchées, des tas d'ennuis surviennent. Certains sujets se montrent incapables de dissiper sa propre chaleur. La rétention thermique engendre une série de dérèglements enzymatiques. Les adipocytes surchauffés captent plus de glucose.

Leur désarroi affole le pancréas qui décharge une dose démesurée d'insuline. Les centres de la faim réagissent. L'appétit échappe au contrôle. Le poids tend alors à grimper.

Ces désordres se produisent aussi quand les nerfs sympathiques commandent mal ou se montrent incompétents dans leurs contrôles.

Curieusement, la programmation et la structure de cette lipase hormono-sensible se révèlent identiques chez tous les êtres vivants. Du microbe à l'Homme, ils recourent tous à cette fameuse enzyme pour libérer l'énergie renfermée dans leur graisse ! La seule différence est que la longueur de cette enzyme s'enrichit de nouveaux segments chez les animaux supérieurs. Mais elle garde toujours les programmes anciens mis au point par les microbes depuis l'aube de la vie.

Si l'Evolution a conservé intact ce mode de production de chaleur, c'est bien parce qu'il joue un rôle fondamental dans le fonctionnement de la machinerie cellulaire.

Vue sous cet angle, la lipogenèse et la lipolyse ne s'opposent pas, elles se complètent et s'équilibrent. La première allume les flammes de la vie, la seconde en est la dynamique, l'élan.

L'EXCÈS DE SUCRE FAIT VIELLIR (VOIR FIGURE PAGE SUIVANTE)

Nos enzymes et nos cellules changent de structure au fur et à mesure qu'ils vieillissent. Avec l'âge, le déclin des tissus meurtrit nos organes. Imperceptiblement, l'organisme s'affaiblit, le corps se meurt.

Tout commence à l'échelle moléculaire. Nos enzymes s'usent peu à peu, perdent leur efficacité, parce qu'elles remplacent moins bien leurs matériaux lésés. Ce qui finit par induire la rigidité des cel lules, puis le durcissement des tissus. Alors les poumons et le muscle cardiaque perdent leur élasticité, les vaisseaux sanguins leur souplesse, les ligaments et les tendons leur agilité. L'arthrose, la cataracte, l'athéroslcérose guettent à partir de la soixantaine...

Tous ces processus du vieillissement peuvent provenir d'une seule cause: l'excès de sucre. Il y a longtemps que les biochimistes signalent l'éventualité d'un tel phénomène. Mais personne ne leur avaient prêté l'attention. Aujourd'hui, les progrès de la biologie moléculaire leur ont donné raison. Ils nous ouvrent de nouvelles voies de prévention contre les troubles métaboliques.

A l'état normal, nos enzymes se chargent de surveiller le travail du glucose qui est un élément indispensable à nos cellules. Elles l'obligent surtout à travailler en parfaie harmonie avec les molécules de protéines. Pour cela, elles assignent au glucose une fonction déterminée, en le fixant sur un site précis de la chaîne protéique et en le changeant après usage. C'est sous ces conditions que le glucose acquière des qualités biologiques requises.

En cas de surconsommation de sucre ou de diabète, l'excès de glucose inonde l'organisme. Le sucre se colle n'importe où, au hasard, sur les molécules d'enzymes. Il s'y forme des pièges (par le processus de la glycosylation), sans que nos enzymes puissent exercer le moindre contrôle. Ces pièges s'emboitent à leur tour aux autres segments de la protéine (1), l'enchaînement devient même irréversible.

Résultat, l'édifice enzymatique, qui n'est autre qu'une ficelle de protéine repliée, se raidit, s'avère moins apte à orchestrer les réactions biochimiques. Le sucre frappe aussi les acides nucléiques du noyau cellulaire, rend illisible le programme inscrit sur l'ADN.

Par contre, lorsque la glycolysation se fait sous la bienveillance des enzymes, ces dernières placent les molécules de glucose vers l'extérieur (2) afin de permettre la réception des substances qui se présentent. L'enzyme peut ainsi se réparer et se renouveler. Car les échanges d'ici conservent leur fluidité. Les réactions restent réversibles.

Toute enzyme engluée par le sucre se dénature rapidement, incapable de se débarrasser des molécules de glucose qui l'étouffent. Si ces altérations touchent les lipases qui ont la responsabilité de changer les lipides en calories, la conversion n'aura pas lieu et la graisse s'accumule dans les adipocytes.

FIGURE 11

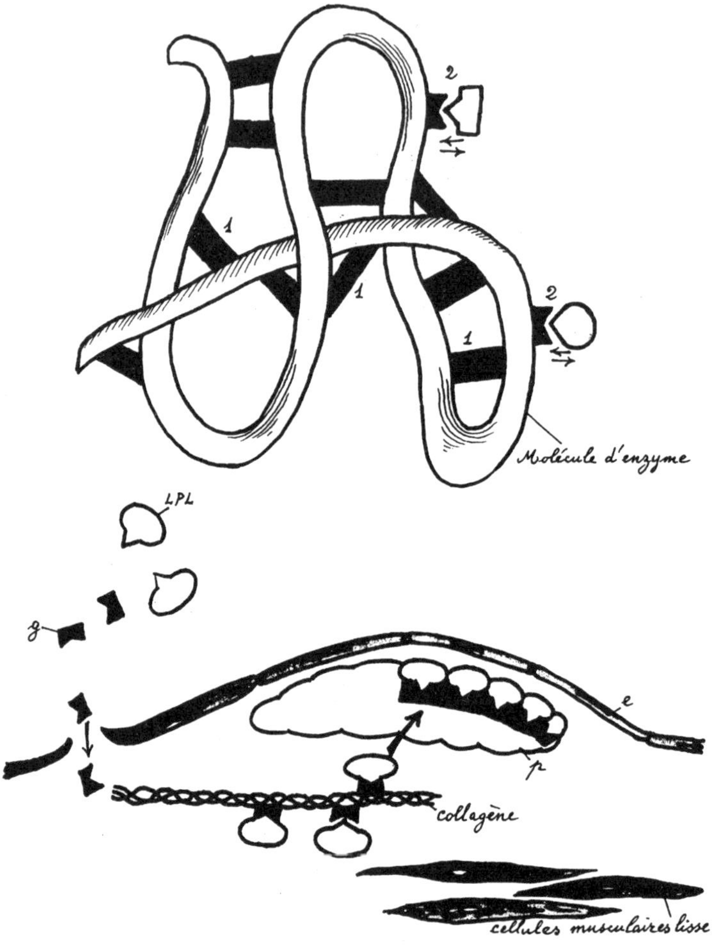

La même altération peut également se produire au niveau des vaisseaux. Si les cellules endothéliales (e) tapissant la paroi interne des artères sont endommagées par la nicotine, le glucose plasmatique (g) profitera pour infiltrer la paroi artérielle. Il se fixera alors sur les fibres de collagène. Le mécanisme initiera la combinaison des lipoprotéines LDL avec le glucose.

L'ensemble donnera naissance à une minuscule boule de graisse bombant à la surface. L'anomalie ne manquera pas d'alerter les plaquettes et les globules blancs. Ainsi débute la formation d'une plaque d'athérome (p).

CHAPITRE XII

LE ROMAN DE LA MITOCHONDRIE

I - NOUS SOMMES TOUS DES CHIMERES

Au milieu du siècle dernier, le savant allemand Kölliker fut fort intrigué par la présence des granulations observées au sein des cellules musculaires. D'autres chercheurs le signalaient aussi, mais sous la forme de fins filaments. On pensait que ces curieuses «impuretés» n'existaient que dans les fibres musculaires des membres de la grenouille. Plus tard, on les trouva aussi dans les cellules du coeur.

A l'Université de Berlin, C. Benda proposa en 1897 de les baptiser du nom de «mitochondrie»: du grec «mitos» (filament) et «khondros» (grains). A l'aube de la biologie, la science ignorait quasiment tout sur la structure exacte de ces composants de la cellule, et plus encore sur leur fonction. Un jour de 1945 à Paris, le biologiste français B. Ephrussi découvrit par hasard que les mutants de la levure de bière renfermaient également des mitochondries dont la morphologie pouvaient varier d'une génération à l'autre ! Ces arguments prouvaient qu'il s'agissait là des êtres peu communs.

Il a fallu attendre la deuxième moitié du XXe siècle afin que les progrès de la biochimie et de la microscopie électronique puissent étudier leur anatomie changeante, analyser l'étonnantes prouesses de ces «poussières» vivantes qui nous réchauffent et nous animent.

Plus incroyable encore, les mitochondries sont en réalité des bactéries primitives, les archaebactéries, vivant librement dans la nature. Elles pullulent encore autour de nous. Même les milieux les plus inhospitaliers ne les font pas reculer. Bien au contraire, elles les colonisent et s'y grouillent allégrement. Il n'est pas rare de les rencontrer au fond des grottes, au bord des sources chaudes, sous les sables du désert ou dans les blocs de glace.

Dès l'apparition de la vie, il semble que leur habileté à produire de l'énergie fut déjà remarquée par les premières cellules. Ces dernières ne tardaient pas à les avaler. Mais au lieu de les digérer comme une proie, elles les conservaient précieusement, pour profiter de l'énergie que seul pouvaient faire ces êtres archaïques.

Pour cette raison, les premières cellules les avaient apprivoisées. Elles les intégraient dans leur structure pour leur servir à la fois de chaudières et de générateurs électriques !

Donnant donnant, ces précieux microbes acceptaient le jeu. Ils deviennent partie intégrante de la cellule, accédent au rang d'organites avec le titre honorable de mitochondrie. Leur dévouement sera sans faille à condition que la maîtresse assure leur protection, leur confort et leur besoin.

Depuis 3 milliards d'années donc, tous les êtres vivants pratiquent cette forme de symbiose. Dans chacune de leurs cellules grouillent des milliers et des milliers d'archaebactéries domestiquées, leurs microcentrales personnelles. Vus sous cet angle, nous sommes en réalité des chimères, formés grâce à la fusion étroite des organismes variés dont chacun apporte le meilleur de lui-même afin que le miracle de la Vie soit possible.

Certains biologistes pensent que les mitochondries ne sont probablement pas les seules que nos cellules avaient soumis à l'esclavage. A l'origine, les autres composants cellulaires pourraient aussi avoir conclu une alliance semblable, mettant en commun leur intelligence et leur travail pour vaincre l'hostilitité du milieu.

Tel est peut-être le cas de l'appareil de Golgi qui s'occupe du transport dans la cellule, celui des ribosomes qui fonctionnent comme des petits ateliers... Si leur cohabitation dure depuis si longtemps, c'est parce qu'ils se sont aperçus que l'union a toujours fait la force. Voilà de quoi satisfaire nos électeurs qui ont voulu la cohabitation !

II - DESCENTE AU COEUR D'UN REACTEUR A PROTON

Ce qui frappe d'abord est que rien ne demeure statique chez une mitochondrie. Elle ressemble tantôt à une bille, tantôt à une petite saucisse. Chez le spermatozoïde, la mitochondrie prend même la forme d'une alliance. On le comprend parfaitement, car c'est elle qui fournit l'énergie à ce petit coquin pour rencontrer sa belle.

Mais il en a plusieurs ! Une fois parvenu auprès d'elle, il ne la lui offre pas. Il abandonne son anneau, ou plutôt ses anneaux.

Certaines cellules possèdent jusqu'à plusieurs milliers de mitochondries. Les cellules hépatiques et musculaires, qui génèrent beaucoup de calories, en sont plus pourvues que les cellules osseuses. Les adipocytes de la graisse blanche ont moins de mitochondries que ceux de la graisse brune.

En fait, leur nombre importe peu, car elles peuvent grandir et proliférer si la situation l'exige. Tout en faisant partie de la cellule, les mitochondries gardent cependant leur personnalité. Elles conservent en effet leur propre patrimoine génétique sous la forme d'un brin d'ADN semblable à celui du noyau cellulaire, mais plus modeste. Elles font penser à une femme qui jouit du droit de sa propre dot. D'ailleurs cet ADN est porté comme un fin collier.

Par ce biais, les mitochondries se comportent comme de véritables cellules parasites habitant une cellule hôte. Elles manifestent souvent une certaine indépendance. On se demanderait si c'étaient elles qui colonisaient la cellule ou l'inverse.

Examinée de près, on s'aperçoit que la mitochondrie se vêtit de deux robes. Sa membrane interne se plie en de multiples feuillets remplissant toute sa cavité. Une fois déroulés, la surface du sous- vêtement dépasse de 100 fois celle de la cellule.

Serait-elle frileuse ? Et pourtant, des granulations ornent cette membrane interne. Elles sont les ribosomes de la mitochondrie, des petites usines qui synthétisent des enzymes chargées de fournir de l'énergie. On pourrait penser que la mitochondrie avait à son tour apprivoisé d'autres bactéries encore plus minuscules pour lui servir de chaudière domestique.

En les filmant grâce à un réactif fluorescent, on constate que les mitochondries ne demeurent pas sur place. Elles se promènentd'un point à l'autre de la cellule, se groupent à l'endroit où la machinerie leur réclame une source d'énergie. Par exemple, elles s'accrochent sur les fibrilles des cellules musculaires dont la contraction ne peut avoir lieu sans leur générosité.

Parfois, si les circonstances l'exigent, plusieurs de ces microcentrales vivantes fusionnent même, ou se multiplient rapidement pour faire face à la dépense énergétique de leur maître.

En cas d'intense effort physique, la masse mitochondriale peut atteindre 30 % du volume cellulaire. Chez les athlètes, leurs cellules musculaires comptent presque deux fois plus de mitochondries que celles d'un sujet sédentaire. C'est dire qu'à l'état de repos, leur métabolisme de base se montre toujours plus actif.

L'obèse musclé dégage ainsi plus de calories par rapport à un obèse sans muscle. Le premier maigrit plus vite que le second.

Comme nous l'avons vu au cours de l'étude génétique, les milliards de microcentrales de notre organisme proviennent uniquement de l'héritage maternel. Etant donné que le spermatozoïde abandonne sa gaine caudale garnie de mitochondries au moment de la fécondation, il a, contre toute attente, fécondé sa belle sans avoir besoin de sa queue. Si bien que l'ovule seul se charge de le réchauffer. Biologiquement parlant, si nous avons chaud au coeur, c'est bien grâce à notre mère qui nous a donné ses mitochondries.

La deuxième caractéristique est qu'à cause de leur grande adaptabilité, les mitochondries sont devenues très sensibles. Elle peuvent se modifer rapidement sous l'influence des diverses pressions du milieu. Le froid, le manque d'exercice, le déséquilibre alimentaire, voire certains virus et médicaments... sont susceptibles de changer l'activité de leurs enzymes, de leurs ribosomes... jusqu'à même imprimer des mutations au niveau de leur ADN. On connaît quelques antibiotiques (chloramphénicol, oligomycine...) capables de bloquer temporairement la génération d'énergie.

En un mot, les mitochondries changent, se métamorphosent, modifient leur structure, leur programme, et parfois diminuent ou suppriment la conversion des acides gras en calories, et cela indépendamment de la volonté du noyau cellulaire.

Leur surprenante plasticité fut déjà signalée par B. Ephrussi, il y a un demi siècle. Ce précurseur remarqua en effet que les souches de levures mutées conservaient les anomalies acquises et les transmettaient à leurs descendantes. Aussi formula-t-il l'existence d'une hérédité se transmettant de mitochondrie à mitochondrie, sans passer par les chromosomes du noyau. Cette notion explique la fréquence des rechutes lorsque l'obésité résulte des déficiences enzymatiques de ces microcentrales.

Au sein des mitochondries, l'oxygène apporté par la respiration, brûle les acides gras et génére des protons portant chacun une charge électrique positive. Ces particules proviennent en fait des atomes d'hydrogène jaillissant de ces acides oxydés. Car l'énergie de la combustion dépouille l'atome d'hydrogène de son unique électron, laissant son noyau à nu qui n'est autre que le proton.

Cependant, l'intense agitation chaotique des protons risque de faire exploser le réacteur, il convient de les dompter en les mettant au pas. Pour cela, la mitochondrie s'équipe d'une protéine spéciale (la thermogénine) qui fonctionne comme le pôle négatif d'un aimant. Alors les protons, de charge positive, se précipitent vers elle, formant un courant continu qui sera distribué à tout l'organisme. Génial non ? (voir illustration).

Comme dans tout réacteur nucléaire, la production d'un tel courant n'est pas simple, surtout qu'elle doit se réaliser, comme l'exige la cellule, à basse température, à 37°C seulement et avec un rendement de près de 100 % ! Il a donc fallu toute une ingériérie enzymatique pour concocter à petit feu le coeur de la centrale.

Seule cette archaebactérie en est capable. L'être dans la nature qui puisse se comparer avec elle est l'un des ses lointains cousins, le chloroplaste des végétaux. Grâce à leur complicité d'ailleurs, ils apprivoisent pour la vie la lumière tombée du ciel.

Plus merveilleux encore, cette microcentrale sert à produire à la fois du courant et des piles ! A côté des chaînes d'enzymes qui déshabillent les atomes d'hydrogène et les convertissent en électrcité positive, d'autres ouvrières de l'usine (les synthases, les phosphorylases...) fabriquent des grains d'énergie, les molécules d'ATP.

Elles prélèvent simplement quelques protons du courant, s'en servent comme une sorte de colle pour rassembler trois atomes de phosphore. Le processus permet de recharger les piles usées qui n'ont que 2 atomes de phosphore (adénosine-diphosphate ou ADP). Les enzymes remettent ainsi la pile à neuf, de l'ATP dérivant de la réaction : ADP + P = ATP. Chacun de nous utilise plus de 30 kg d'ATP par jour. Le recyclicage des piles usées permet une économie inouïe.

Evidemment, la production énergétique de ces centrales fluctue et s'adapte au besoin. A l'état de repos ou pendant le sommeil, des valves (la guanosine diphosphate ou GDP) bloquent la plupart des sorties du réseau de distribution. A l'inverse, lors de la contraction musculaire, des canaux s'ouvrent et évacuent le courant.

Toute défaillance de cette machinerie complexe peut déséquilibrer la thermogenèse comme la thermolyse. Nous commençons à comprendre leurs causes génétiques et biologiques.

DES RÉACTEURS NUCLÉAIRES POUR BRÛLER LA GRAISSE

(VOIR FIGURE PAGE SUIVANTE)

La molécule d'oxygène (1), composée de 2 atomes de cet élément, pénètre dans la mitochondrie. Elle sert à brûler l'acide gras (2) qui est une molécule allongée dont l'une des extrémités porte 1 carbone et 3 hydrogènes (CH3), tandis que l'autre est dotée d'une fonction acide (COOH).

La combustion de l'acide gras se fait grâce à l'intervention des enzymes responsables des réactions respiratoires de la cellule. Des noyaux d'hydrogène, des protons, de charge positive (+), sont alors libérés.

Il se forme un courant d'électricité positive dont l'intensité augmente lors du travail musculaire et de l'exposition au froid.

Une partie de ce courant sert à la synthèse des grains d'énergie d'ATP (Adénosine-Tri-Phosphate) dont chacun est formé par l'assemblage de 3 atomes de phosphore (P). Nos enzymes les élaborent en ajoutant un atome de phosphore à une molécule de ADP (Adénosine-Di-Phosphate) comportant déjà un doublet de phosphore.

La production d'ATP est ensuite acheminée vers le réseau de canalisations, le réticulum endoplasmique (3), qui la distribue à tous les compartiments de la cellule.

Des trous font communiquer les mitochondries avec les tuyauteries de la cellule afin que les grains d'énergie circulent partout pour ravitailler l'ensemble de la machinerie.

Ce système fonctionne sous la pulsion des atomes de cuivre, un oligo-élément qui rythme l'ouverture des orifices. Pour exploiter l'énergie chimique contenue dans une molécule d'ATP, des enzymes spécialisées épluchent l'un après l'autre ses 3 atomes de phosphore. A chaque étape, des électrons sont expulsés pour fournir le courant nécessaire. Puis d'autres enzymes entrent scène. Elles se chargent de recombiner la molécule d'ATP à partir des atomes de phosphore séparés.

Le recyclage est donc permanent, réalisant ainsi une économie considérable en matériaux.

Le courant de protons, véhiculant les calories issues de la combustion des acides gras, est capté par une protéine appelée «thermogénine» (4). La chaleur est alors dirigée vers les microtubules (6) qui la cèdent aux capillaires pour réchauffer l'organisme. Ce mécanisme s'active dès que le sujet doit lutter contre le froid.

A l'état de repos ou en période de chaleur, la surproduction des calories n'est pas recommandée. Alors la mitochondrie bloque la thermogénine par une valve (5) faite de guanosine diphosphate. Le blocage ralentit en même temps la conversion des acides gras en énergie.

FIGURE 12

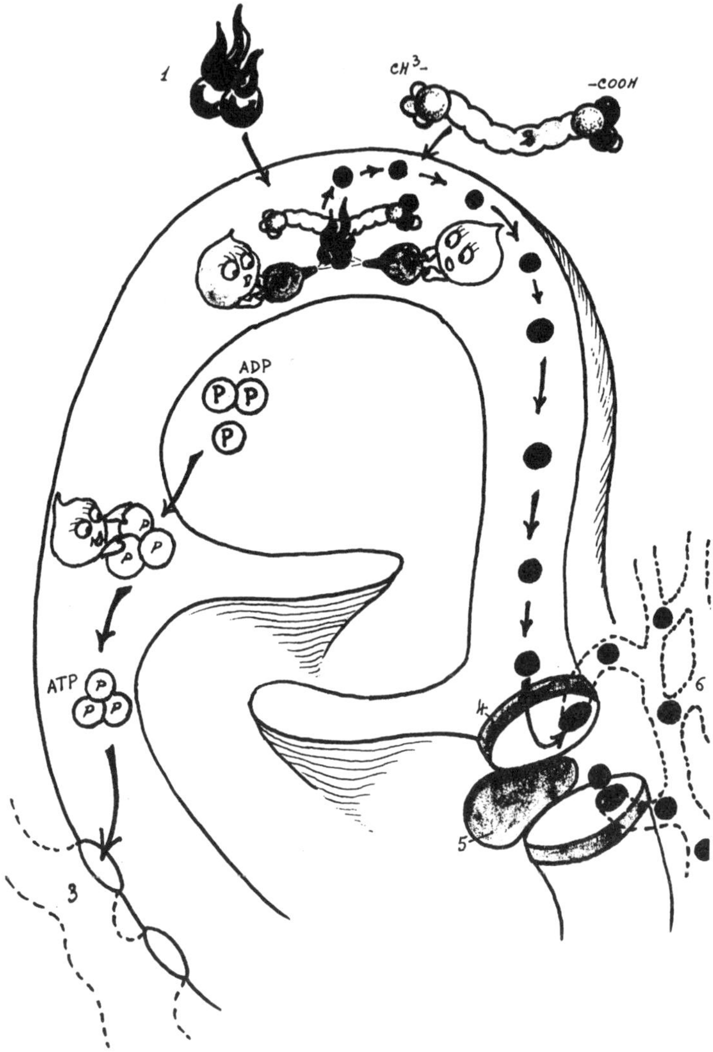

CHAPITRE XIII

CES GLANDES QUI NOUS GOUVERNENT

I - LA FABULEUSE AVENTURE DES HORMONES

Les hormones sont les grands sculpteurs du tissu graisseux.

Ces substances sont de nature plus ou moins complexe sécrétées par le cerveau et les glandes endocrines qui les déversent périodiquement dans le courant sanguin. Elles arrivent ainsi au milieu des adipocytes où elles accentuent la lipogenèse ou la lipolyse. D'autres substances, telles la noradrénaline et l'acétylcholine sont libérées par les fibres nerveuses. Ce ne sont pas à proprement parler des hormones, mais des neurotransmetteurs.

Au cours de l'évolution, ces molécules messagères avaient maintes fois subi des remaniements imposés par les changements du milieu. Certaines étapes cruciales, comme le passage de la vie aquatique à la vie terrestre ou de la vie marine à la vie fluviale, avaient profondément marqué la structure et la composition des hormones, jusqu'à parfois inverser leur rôle biologique. Des hormones nouvelles apparaissent (telle la prolactine), tandis que les anciennes changent de cible.

Rien que chez l'espèce humaine, les différentes périodes de glaciation de notre planète avaient fortement contribué à renforcer notre faculté de lipogenèse, en élevant le nombre potentiel des récepteurs au niveau de la menbrane des adipocytes. Ce qui renforce considérablement leur sensibilité dès l'appel des hormones.

Véritable force motrice de l'évolution, les hormones s'adaptent selon les circonstances. Elles préparent dans le silence le devenir des espèces, qu'elles soient animales ou végétales. Leur prodigieuse aventure à travers les âges mérite d'être contée. Elle nous permettra de comprendre le développement de l'adiposité, d'ouvrir des perspectives dans la prévention de certaines formes d'obésité.

Pour qu'une molécule d'hormone puisse agir, il faut que la cellule cible soit dotée d'un récepteur spécifique capable de la reconnaître au milieu d'une foule de substances variées. L'hormone déclenche ainsi le mécanisme de son propre récepteur comme une clef dans sa propre serrure.

Naturellement, la synthèse des récepteurs dépend de l'ordre émis du noyau cellulaire, programmé par le code génétique qui dicte pour chaque récepteur son nombre, sa composition, sa place, sa fonction, sa réparation, son remplacement et sa faculté de se multiplier. Une armée d'enzymes veille sur l'exécution du programme. Après avoir capté son hormone, le récepteur usé sera recyclé, remis à neuf et replacé sur la membrane. Avant tout, pas de gaspillage.

Au même titre que le système nerveux, les hormones libérées par les glandes endocrines coordonnent l'activité des diverses parties du corps. Elles réalisent leur unité fonctionnelle.

Pour un poisson de mer, la survie dans le milieu marin l'oblige à éliminer en permanence le sel de sodium à travers les pompes de ses branchies. Une petite glande située entre ses reins (l'ancêtre de nos surrénales) fournit une hormone dans ce but. C'est le cortisol.

Il actionne ces pompes tout en aidant le foie à constituer sa réserve de sucre.

La situation s'inverse dans l'eau douce où il y a peu de sel. Les poissons des fleuves et des lacs doivent au contraire empêcher la fuite de leur stock de sel. Paradoxalement, c'est encore le cortisol qui va exécuter ce travail à l'envers. Il réabsorbe le sel et chasse l'excès d'eau.

La conquête de la terre ferme n'est certes pas gratuite. Les animaux terrestres se trouvent devant des conditions encore plus hostiles. La transpiration, l'expiration, l'évaporation par la peau (perspiration) exigent une grande économie d'eau et de sel, tout en éliminant les déchets dans une urine concentrée.

Alors des molécules de cortisol incorporent un atome de carbone supplémentaire à un endroit précis de leur édifice. Elles se transforment en aldostérone destinée à renforcer la rétention du sel.

D'autres s'amputent d'une demi molécule d'eau (OH-), se métamorphosent en corticostérone. Armés de ces 3 hormones (cortisol + aldostérone + corticostérone), les animaux terrestres maintiennent mieux la constance de leur réserve en eau et en sel.

Sécurité oblige. Chacune de ces trois hormomes vont muter en différents sous-groupes à action nuancée. La division de travail plante des barrières de protection supplémentaires, confère plus de souplesse et d'efficacité au métabolisme de l'eau et du sucre des animaux supérieurs. On conçoit que tout fonctionnement surrénalien, par excès ou par défaut, puisse perturber plus ou moins directement la vie des cellules graisseuses.

Dans la maladie de Cushing qui est une cause très rare de l'obésité, l'hypersécrétion surrénalienne engraisse seulement le corps, le visage et le cou. Elle respecte les membres dont les adipocytes réagissent peu à ces hormones par manque de récepteurs correspondants.

Le complexe hypothalamo-hypophysaire occupe un volume de 6 centimètres cubes au niveau de la base du cerveau. Cet ensemble orchestre l'activité de presque toutes les glandes endocrines. Le lobe postérieur de l'hypophyse, avec l'aide des noyaux nerveux situés plus haut, élaborent 2 hormones: la vasopressine et l'ocytocine.

Toutes les deux dérivent d'une hormone-mère, la vasotocine.

La vasopressine nous intéresse particulièrement. Comme sa mère et sa soeur, elle initie la contraction des fibres musculaires lisses des vaisseaux et des organes. Mais, la vasopressine stimule surtout la réabsorption de l'eau au niveau des reins, afin de limiter la perte hydrique. Par sa mission anti-diurétique, elle renforce donc l'action des hormones surrénaliennes. Elle participe aussi au processus de mémorisation et de défense. En situation de stress, le cerveau réagit par des bouffées de vasopressine susceptibles d'influencer l'activité des centres de la faim et de la soif. L'angoisse se traduit parfois par un appétit incontrôlable.

Les nombreuses fonctions de la vasopressine suggèrent que l'évolution a réalisé chez les animaux supérieurs la mise en place de nouveaux récepteurs à différents niveaux de l'organisme. Et ce dans le souci de mobiliser, en cas d'urgence, l'ensemble des ripostes possibles par une ou deux hormones seulement.

Dans la lipogenèse, on sous-estime souvent le rôle de l'hormone de croissance et de la prolactine. Toutes les deux sont sécrétées par le lobe antérieur de l'hypophyse. Le métabolisme des adipocytes dépend en partie de la stimulation de l'hormone de croissance qui oeuvre de concert avec les hormones de la glande thyroïde. Au niveau du foie, l'hormone de croissance aide la conversion de la thyroxine en tri-iodo-thyroxine, en lui arrachant un atome d'iode.

La thyroxine ainsi manipulée va à son tour encourager les enzymes de la lipolyse.

La déficience de la glande thyroïde ou de l'hypophyse ainsi que le manque d'iode (poissons marins, coquillages, crustacés...) abaissent le métabolisme du tissu graisseux. Certains obèses accusent un taux de thyroxine sanguin inférieur à la normale. Mais l'administration de cette hormone ne fait maigrir personne. Elle comporte même des effets secondaires dangereux.

II - UNE MESSAGERE VERSATILE, LA PROLACTINE

La prolactine est une hormones universelle. Elle existe chez presque toutes les espèces animales et joue des rôles souvent contradictoires. On connaît au moins une cinquantaine de ses fonctions. C'est pourquoi les biologistes considèrent la prolactine comme une «hormone versatile», bonne à tout faire.

Elle renforce l'action des hormones surrénaliennes pour limiter la fuite du sel et de l'eau. En outre, elle freine l'ovulation, stimule la formation des graisses mammaires et la montée laiteuse. En cas de stress, elle intervient à côté de la vasopressine. La brutalité de son entrée en scène peut freiner temporairement la sécrétion des hormones sexuelles. Par ce biais, la prolactine diminue la lipolyse en inhibant l'action des estrogènes.

Le lobe antérieur de l'hypophyse élabore aussi l'hormone thyréotrope (TSH) et des hormones sexuelles. La première active la sécrétion de la glande thyroïde dont les hormones élèvent la production de l'énergie à partir de la réserve. Tandis que les secondes (la FSH ou Hormone Folliculo-Stimulante et la LH ou Hormone Lutéinisante) stimulent les ovaires (ou les testicules).

Chacune de ces 3 hormones se compose de deux portions distinctes: alpha et bêta. Le segment alpha servant de support reste immuable.

Seule la portion bêta varie d'une hormone à l'autre, conférant ainsi à chacune une fonction précise. Les animaux inférieurs ne possèdent qu'une hormone gonadotrope (GTH) dont les divers rôles se confondent. Chez les mammifères, cette hormone-mère va donner naissance à 3 hormones. La TSH prend en main la glande thyroïde. La FSH hâte la maturation de l'ovule dans son sac (le follicule). Après l'ovulation, la LH transforme la paroi de ce sac en corps jaune. Ce dernier synthétise la progestérone pour préparer l'utérus à la nidation de l'oeuf fécondé. L'évolution a d'abord séparé la génération de l'énergie de la fonction de reproduction, puis la maturation de l'ovule du processus de nidation.

C'est surtout la progestérone et ses dérivés qui activent la lipogenèse. Les progestatifs de certaines pilules mal dosées, mal adaptées ou mal tolérées sont souvent responsables dans l'obésité des femmes jeunes. Il arrive parfois que même les estrogènes sont transformés en progestatifs au niveau du tissu graisseux.

(Voir le chapitre sur l'obésité féminine «L'INEGALITE DES SEXES») Toute lésion du complexe hypothalamo-hypophysaire est susceptible de compromettre l'équilibre du tissu graisseux. Dans les lésions graves d'origine génétique, tumorale, toxique, traumatique, vasculaire..., l'obésité se complique d'hypogonadisme. Le pénis et les testicules sont petits. Les femmes perdent leurs règles. L'ensemble réalise le syndrome de Froehlich avec une soif insatiable qui oblige à boire et à uriner sans cesse (le diabète insipide).

Les troubles de la vison et du psychisme s'observent également chez les personnes atteintes.

L'obésité prédispose au diabète. Néanmoins, une minorité des gros le deviennent. L'inverse n'est hélas pas vrai. Environ 80 % des diabétiques sont obèses. Ils acquièrent d'autant plus vite le sur poids que leur régime est moins respecté. Parallèlement, l'état diabétique s'aggrave dès que l'obésité s'installe. A l'inverse, toute baisse de poids permet de mieux équilibrer le diabète.

L'insulinome, une tumeur rare du pancréas, entraîne un appétit anormal à cause de la décharge brutale de l'insuline qui réduit la concentration du sucre sanguin (hypoglycémie). Mais c'est essentiellement le diabète sucré mal équilibré qui reste le grand pourvoyeur d'obèses. Les gros mangeurs non-dabétiques ont souvent une sécrétion exagérée de leur pancréas, même en dehors de la période de digestion. A force de travailler à haut rendement, la résistance à l'insuline apparaît, car la sensibilité des cellules vis-à-vis de cette hormone finit par s'émousser. (Voir illustration).

Quasi toutes les hormones exercent des effets plus ou moins directs sur les adipocytes. Et pourtant, l'obésité de cause hormonale est excessivement rare. Le rôle vedette revient incontestablement aux hormones synthétiques de la pilule. Nombreuses sont les jeunes femmes qui s'interogent devant une telle éventualité.

SEPT GLANDES PLUS LE CERVEAU POUR GÉRER NOS GRAISSES (VOIR FIGURE PAGE SUIVANTE)

Presque toutes les hormones de notre corps interviennent pour traiter les lipides absorbés dans l'alimentation. Leur cible constitue le noyau de l'adipocyte. C'est là où se trouvent les gènes qui commandent la production des enzymes chargées de réaliser la liposynthèse ou la lipolyse selon les circonstances.

La cellule graisseuse se dote ainsi de nombreuses poches d'enzymes, les lysosomes (l). Elles entourent la gouttelette de graisse soit pour en extraire des acides gras, soit pour élaborer le triglycéride.

Mais nos connaissances sur le processus intime qui se déroule au sein du noyau de l'adipocyte restent encore tout à fait fragmentaires. Nous commençons seulement à comprendre les grandes voies suivies par les hormones marquées au carbone radio-actif.

Il n'est pas facile de dire qu'une hormone facilite le stockage des lipides ou leur conversion en énergie. Tout dépend de leur quantité, de leur qualité et de leur relation avec les autres hormones et tissus.

Les hormones sexuelles par exemple, qu'elles proviennent des ovaires (1) ou des testicules (2), ou encore des surrénales (3) sécrétant des androgènes, peuvent induire une lipogenèse excessive lorsque ces homornes sont présentes en grande quantité. A l'inverse, leur absence totale favorise aussi l'adiposité.

Il en est de même pour certaines catégories d'hormones sexuelles synthétiques contenues dans la pilule contraceptive. Leur dose, leur nature, leur tolérance et leur élimination par l'organisme expliquent pourquoi certaines femmes supportent parfaitement les pilules tandis que d'autres s'engraissent avec.

Au niveau du cou, la glande thyroïde et les parathyroïdes (4) sécrètent des hormones qui stimulent la mobilisation des triglycérides. Leurs effets réveillent d'abord les gènes du noyau. Il en résulte une production accrue d'enzymes lipolytiques.

L'insuline du pancréas (5) active au contraire les enzymes de la liposynthèse. Cette hormone agit parallèlement sur le nombre des transporteurs de glucose situés sur la membrane des cellules graisseuses. Elle y introduit donc plus de sucre.

Les multiples hormones des surrénales (3) ont des rôles contradictoires. Les glucocorticoïdes stimulent dans un premier temps la fabrication de 2 hormones locales, les prostaglandines. Celles-ci envoient à leur tour 2 messagers secondaires, l'AMP cyclique et le diacylglycérol, qui excitent les enzymes de la lipogenèse (+). L'adrénaline, libérée par la médullo-surrénale, initie au contraire la lipolyse (-).

L'hormone de croissance sécrétée par l'hypophyse (7) subit en outre des manipulations biochimiques au sein des cellules du foie (6).

Ainsi activée, l'hormone de croissance encourage aussi le stockage de la graisse.

FIGURE 13

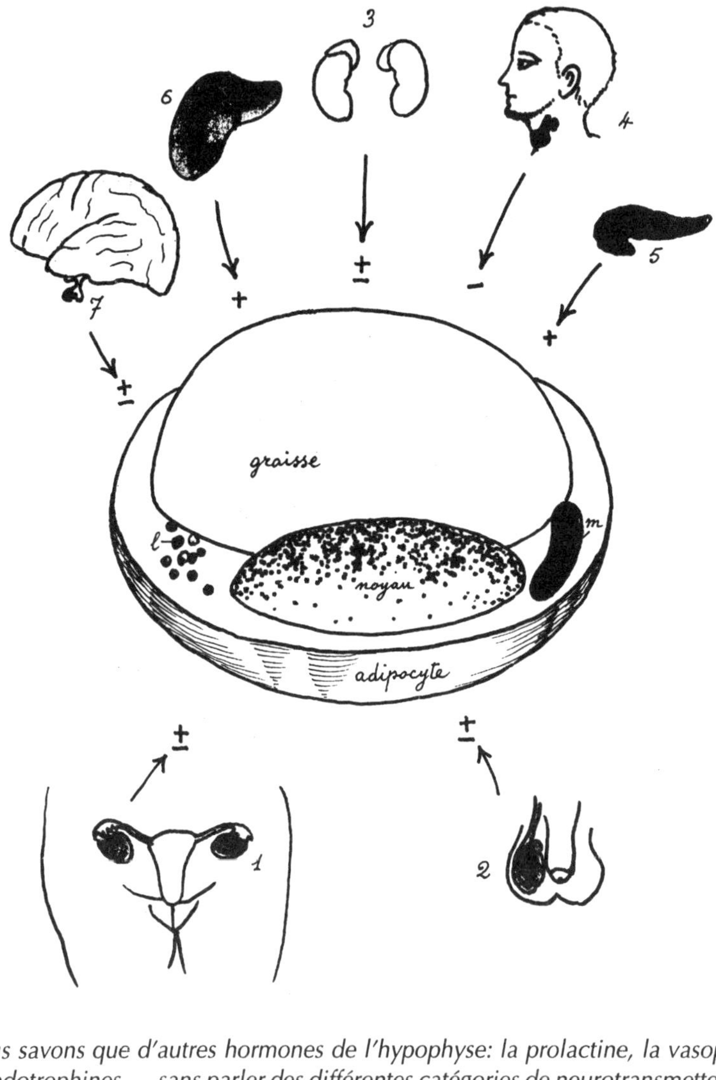

Nous savons que d'autres hormones de l'hypophyse: la prolactine, la vasopressine, les gonadotrophines... , sans parler des différentes catégories de neurotransmetteurs et de cytokines, influencent plus ou moins directement le métabolisme du tissu de réserve.

Si l'organisme dans son ensemble veille étroitement sur le niveau du stock lipidique, c'est parce que cela représente pour lui un problème vital qui dépasse de loin celui du poids.

CHAPITRE XIV

GRAISSE DE STRESS

I - CHETIFS SONT NOS ADIPOCYTES

Devant toute agression (stress) physique ou psycho-émotionnelle, la cellule alertée, qu'elle soit gorgée de graisse ou pas, répond par une série de réactions biochimiques dont l'intensité et les conséquences varient en fonction de la gravité du choc reçu.

A plus forte raison, le cerveau, siège particulièrement sensible où se décident les ripostes et la stratégie, peut réagir de façon plus ou moins brutale, jusqu'à bouleverser l'activité des centres de la faim, de la soif, de la régulation thermique. Ces perturbations sont à l'origine de certains troubles métaboliques, allant de la faim incontrôlable à la perte de l'appétit. Boulimie et obésité, anorexie et maigreur traduisent dans un cas comme dans l'autre les désarrois de nos neurones stressés.

L'expression populaire «avoir la peur au ventre» n'est donc pas une vue de l'esprit. Le fait de pouvoir en élucider le mécanisme apportera des solutions intéressantes pour traiter certains états émotionnels qui figent ou augmentent la réserve du tissu graisseux.

Tout commença au pied du volcan de Vésuve dans les années 6O, au Laboratoire International de Génétique, le biologiste italien F. Ritossa découvrit par hasard que des cellules soumises à une légère hausse de la température ambiante se mirent soudain à fabriquer une curieuse protéine. Il ne savait pas encore ce que cela signifiait.

Plus tard, il s'avérait que le phénomène se rencontrait couramment chez les bactéries et les vers. Dès que l'environnement les menaçaient par la présence d'une substance toxique ou par une variation thermique, ils ripostaient toujours par la production d'une protéine. Pour cette raison, les biologistes l'appellent la «protéine de stress».

Les humains non plus n'échappent pas à cette règle. On retrouve cette même molécule dans le sang des sujets terrassés par la fièvre, l'infection, la peur ou chez les malades nécessitant un traitement majeur (chimiothérapie, radiothérapie...).

Que fait la protéine de stress au sein de la cellule graisseuse ?On s'est aperçu que cette molécule ne se contente pas d'y organiser la défense, elle participe aussi à diverses réactions énergétiques. Par exemple, elle encourage la synthèse des enzymes, active la croissance (l'anabolisme), canalisent l'ensemble des activités de la cellule vers un sens déterminé et souvent en faveur de la lipogenèse. Tout se passe comme si l'organisme angoissé cherchait avant tout à s'assurer d'une réserve de sécurité. On dépense moins en période de crise.

En fait, il n'y a pas une protéine de stress, mais plusieurs. Ce qui est remarquable est que ces protéines se ressemblent étrangement quelle que soit l'espèce qui les fabrique et quelle que soit la menace qui les engendre. Si l'évolution a conservé intacte ce moyen de défense, c'est bien parce qu'elle s'est toujours montrée efficace.

Par quel mécanisme cette protéine parvient-elle à imposer un ordre nouveau à l'ensemble des enzymes, à leur dire d'épargner au lieu de dépenser ? Sous l'effet du choc, la protéine se plie suivant un plan déterminé. La configuration engendrée lui servira comme une sorte de modèle pour mouler la forme des autres enzymes qui tremblent sous l'effet du stress. Par ce procédé, les enzymes apprennent à se tenir tranquilles et à exécuter l'ordre reçu.

Les biologistes ne manquent pas d'humour. Comme le mot «chaperon» désigne au siècle dernier une personne âgée chargée d'éloi gner les mauvais garçons qui papillonnaient autour des jeunes filles de bonne famille, alors les protéines de stress sont aussi appelées «protéines chaperons», parce qu'elles disciplinent le comportement des enzymes en cas d'agression.

Vue sous l'angle moléculaire, la réaction contre le stress ne passe donc pas uniquement au sein des adipocytes. Toutes les cellules du corps sont en fait «éduquées» et doivent orienter leur activité conformément aux conditions imposées. La tactique adoptée tend généralement à faire accumuler plus de réserve énergétique. Elle se fera d'autant plus vite que le stress se répète.

On conçoit que les neurones soient parmi les premiers concernés.

La neurobiologie de la peur attise le feu, allume des réactions en chaîne dont l'intensité ne correspond pas toujours à la gravité de la menace. Cependant, dès que le cerveau s'affole, la détresse risque de paralyser l'organisme tout entier. Elle bloquera sur le coup le processus de la thermolyse.

II - LA FAIM QUI CONJURE LA PEUR

Pourquoi certaines personnes sont-elles terrorisées par des situations stressantes alors que d'autres les surmontent. Ils gardent leur sang-froid, recherchent une solution, organisent la riposte ?

Apparemment, dans le cerveau, les circuits qui commandent les centres de l'anxiété et les dispositifs de défense sont les mêmes chez tout le monde. Seules varient la rapidité, la cohérence et l'ampleur des réactions. Il faut ajouter à cela la faculté individuelle d'innover des tactiques permettant de vaincre l'obstacle ou de le contourner. C'est en réalité grâce à l'apprentissage et à l'expérience vécue que se développe ce moyen défensif, bien plus efficace et plus astucieux que celui qui arme naturellement la cellule.

Face à la menace, les nerfs sympathiques déchargent aussitôt de la noradrénaline et les surrénales du cortisol. Ces hormones de stress fournissent aux muscles un surplus d'énergie nécessaire au combat ou à la fuite.

L'hippocampe est un ensemble de réseaux nerveux situés à l'étage moyen du cerveau. C'est là que germent la mémoire, les motivations et les émotions. Or, le cortisol et la noradrénaline aiguisent terriblement la sensibilité de l'hippocampe.

Normalement, l'afflux de l'énergie est canalisé vers les circuits du cortex frontal où se déroulent l'identification du danger, puis l'évaluation du degré de gravité. Il s'y élabore ensuite la stratégie à adopter en vue de résoudre le problème posé. Sortir de l'impasse ne se fait qu'au prix de la réflexion, du jugement, de l'expérience vécue. Ces facultés ne sont pas innées, mais apprises.

Chez le sujet non entraîné à combattre, les hormones du stress, au lieu d'aider à structurer l'analyse des centres supérieurs, inondent au contraire ceux localisés plus bas, au plancher du cerveau (l'hypothalamus). Ces noyaux ont justement pour fonction de réguler le mécanisme de la faim, de la satiété, de la soif. Ils règlent aussi la production de la chaleur et les impulsions sexuelles. L'excitation, à la fois brutale et chaotique, sème la pannique parmi les neuronnes de l'hypothalamus, fait perdre leur relation harmonieuse, détruit leur collaboration.

Le système stressé se dérègle, s'installe dans un cercle vicieux ou part à la dérive. L'hypothalamus fouette l'hypophyse à coup d'hormone de corticolibérine. L'hypophyse va à son tour cogner les glandes surrénales en vidant tout son ACTH (corticostimuline). Le cortisol sort précipitamment de ces dernières et frappent à nouveau le système nerveux.

De leur côté, les neurones se bombardent de noradrénaline...

Croyant bien faire, des enzymes libèrent même des molécules de gaz (monoxide d'azote et monoxide de carbone) qui mettent de l'huile dans le feu. Ces gaz sont des couteaux à double tranchant. Ils lancent les réactions biochimiques dans un sens ou dans un autre avec une vitesse accrue. Ils représentent le second souffle, rehaussant instantanément le niveau d'énergie dans le but de renverser l'adversaire.

En cas d'impossibilité, la force non déployée se retourne contre soi. Alors la machinerie s'emballe. La pannique foudroie. La détresse intérieure du sujet impuissant ou replié sur lui-même ne fait qu'affaiblir ses barrières de défense. Ainsi donc, en plus du poids de l'angoisse à supporter, s'ajoute celui des perturbations fonctionnelles, métaboliques, organiques et psycho-émotionnelles qui aggravent davantage les conséquences du stress. La sensation de la faim et de la soif désobéit alors à l'ordre du centre de la satiété qui surveille normalement la prise alimentaire.

Plus inquiétant encore, la production de chaleur se retrouve brusquement bloquée, alors que les adipocytes excités continuent à augmenter leur stock de triglycérides. Le mécanisme s'inverse parfois. Ce qui explique pourquoi certains anxieux grossissent alors que leur régime n'a pas changé. D'autres dévorent et maigrissent, et d'autres encore souffrent d'anorexie.

Sur le plan expérimental, un animal entraîné lutte mieux contre les menaces. Il apprend très vite à reconnaître le danger et à contrôler la situation. Parallèlement, on observe chez lui que la libération des hormones de stress ne se fait plus dans le désordre.

A l'évidence, la psychothérapie et l'entraînement représentent un moyen logique capable d'aider le sujet fragile à s'armer contre le stress, et par là à maîtriser éventuellement son comportement alimentaire. Chaque apprentissage de la vie prépare en effet les circuits de défense, facilite leur maturation, et surtout contribue à leur perfectionnement. La mémoire s'enrichit. Elle servira de repères dans d'autres circonstances.

III - LE CERVEAU DROGUE

Qui l'eut cru ? Pour ne pas avoir peur, notre cerveau se drogue !

Dans le calme, nos neurones savourent paisiblement des subtances qui ressemblent étrangement à l'opium. C'est pourquoi, les neurobiologistes les rangent dans la catégorie des endorphines et des enképhalines. Sous l'effet du stress, le cerveau suspend immédiatement la sécrétion de ces drogues endogènes. Alors surgit l'anxiété...

Soudain, un sentiment de vulnérabilité gagne l'être. Sa vigilance augmente. Il est aux aguets, prêt à réagir. Ces morphines naturelles du cerveau, au lieu de nous abrutir, nous réveillent au contraire. Elles concentrent l'attention sur l'imminence du danger.

Derrière ce premier système d'alarme se trouvent des réseaux nerveux sécrétant des molécules tranquillisantes. Chez un sujet habitué à combattre le danger, (tel le cas des sauveteurs, des pompiers, des démineurs, des maçons haut perchés sur les échafaudages...) le taux de ses tranquillisants s'élève. Leur effet vise à dominer la peur, garder le calme. Le cerveau peut ainsi raisonner, choisir la tactique la plus appropriée pour neutraliser la menace.

En revanche, les neurones du sujet non entraîné ne libèrent plus de tranquillisants, ou pas assez. Ce qui majore davantage l'angoisse dans un cerveau déjà abandonné par les endorphines.

Jusqu'à présent, le dogme a trop tendance à considérer l'obésité comme une «sanction méritée d'une gourmandise indue». La neurobiologie démontre aujourd'hui que la prise de poids peut parfaitement provenir du stress. A tous les niveaux de l'organisme, du cortex aux enzymes de la cellule graisseuse, l'anxiété perturbe leur fonctionnement et leur interdépendance, causant une prise alimentaire aberrante, un appétit féroce qui n'existe que dans 20 % des cas. Le plus souvent, dans 80 % des cas, le stress bloque le processus de la lipolyse, tout en stimulant la lipogenèse, même si la ration alimentaire demeure normale, voire modérée !

L'ANGOISSE GAVE NOS ADIPOCYTES (VOIR FIGURE PAGE SUIVANTE)

Nos conceptions sur les causes de l'obésité ont beaucoup évolué depuis. Nous savons aujourd'hui que certaines prises de poids résultent en fait d'une réponse métabolique inappropriée face au stress.

Les agressions physiques et psycho-émotionnelles peuvent parfois bloquer la sécrétion de la sérotonine, un neuro-transmetteur qui participe normalement à faire règner le calme et la maîtrise du soi. Sa carence désorganise les centres de la satiété et de la thermorégulation.

Soudain, l'anxieux éprouve un besoin impérieux de sucre. Il s'agit là d'une réaction compensatrice visant à réactiver la synthèse de la sérotonine. Par ce biais, le sucre se comporte comme une substance anti-dépressive. Mais il entraîne secondairement l'accumulation de la réserve grasse.

Selon le Dr M. Rebuffe-Scrive de la Yale University, dont les travaux sur la biologie de l'obésité sont mondialement connus, les surrénales, en situation de stress, déchargent brutalement des bouffées de cortisol. Or, les adipocytes de l'abdomen et des viscères sont particulièrement riches en récepteurs de cette hormone.

La graisse se développe donc sur la paroi abdominale et autour des viscères. Cette forme d'obésité, dite androïde, frappe fréquemment les femmes victimes de l'angoisse. Leur tour de taille dépasse de loin celui de hanches. On note aussi chez elles un taux de cortisol comparativement plus élevé dans la salive et les urines.

Mais le stress ne tarde pas non plus à exercer sa tyranie sur les autres organes. En effet, la totalité du système nerveux central doit faire face au danger perçu.

Le lobe antérieur (f) du cortex, le premier, évalue le degré de gravité de la situation et tente de trouver une solution immédiate.

A un étage plus bas, les noyaux du système limbique (s), fournissent des points de repères nécessaires. Ils colorent l'intériorité d'une intense émotion laquelle peut quelquefois devenir obsédante.

Enfin, l'ensemble de leurs signaux chimiques et électriques convergent vers le plancher du cerveau. Là se concentrent les neurones de l'hypothalamus (h), carrefour cérébral de la survie. Ils tirent aussitôt des salves d'hormones de riposte (vasopressine, prolactine, endorphines, CRH...).

Mais c'est surtout la CRH qui prédomine. Cette neurohormone presse l'hypophyse (g) de relâcher l'hormone d'ACTH. Sous son ordre, les surrénales (r) expulsent dans le sang leur stock de corticoïdes dont la grande vedette est la cortisone.

Normalement, la cortisone alerte les globules blancs tout en encourageant leur production d'anticorps. Malheureusement, il arrive que des anticorps affolés se trompent d'ennemis et se retournent contre les enzymes qui ont la responsabilité de dégrader les lipides. Un véritable suicide biologique qui bloque la conversion de la graisse en calories.

FIGURE 14

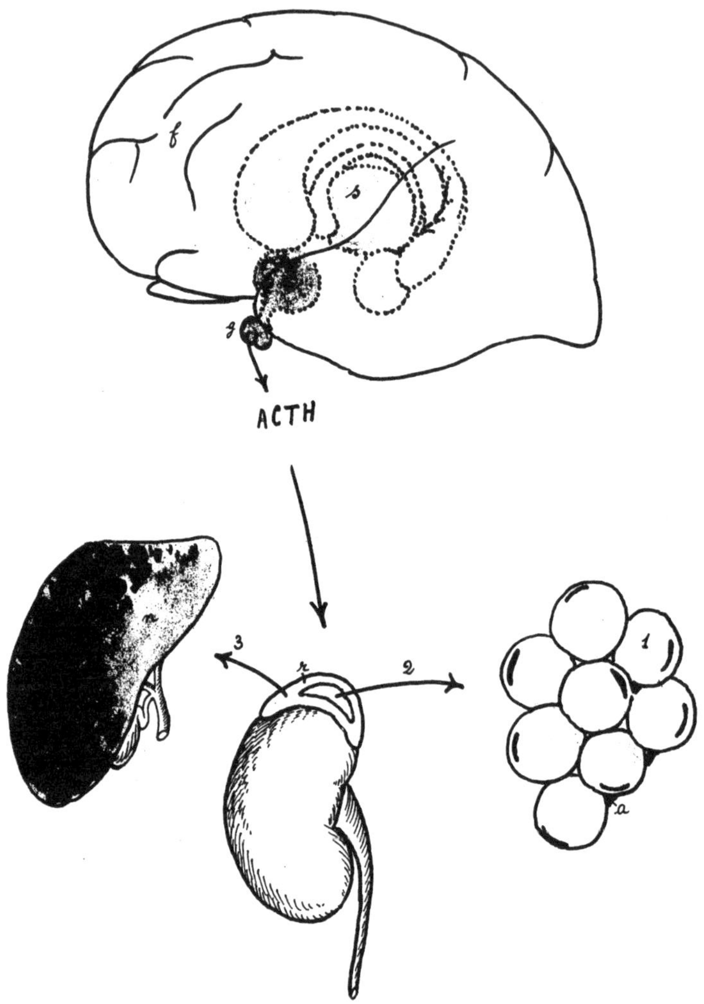

Plus souvent, la cortisone en excès (3) freine d'un côté le mécanisme de la lipolyse. Et de l'autre, elle se met à produire elle-même des molécules de sucre, à partir de la protéine. C'est la néoglycogenèse (n) du foie dont l'intensité s'amplifie et perdure au cours des stress chroniques. Des enzymes seront progressivement sacrifiées, ce qui perturbe davantage le métabolisme du tissu graisseux (1). Ses capillaires (a), verrouillés par l'adrénaline (2), diffusent mal les calories générées. La lipolyse se bloque.

La trop grande quantité de cortisone ne manquera pas d'altérer les circuits de régulation du cerveau. A défaut de contrôle, la graisse part à la dérive.

CHAPITRE XV

LA CULTURE PHYSIQUE FAIT-ELLE MAIGRIR ?

I - LE SPORT PERVERS

Dès la préhistoire, l'homo sapiens fut avant tout sportif, par nécessité. Comment survivre quand on n'a ni carapace, ni crocs, ni griffes pour chasser et pour se défendre ?

Alors, d'instinct, il usa d'autres moyens, de son intelligence, d'un corps plus fort, plus agile pour mieux courir, sauter, nager, escalader, attaquer, esquiver, étrangler, résister, fuir...

Plus tard, la découverte de l'agriculture ne lui donna pas non plus de répit. La défense du territoire, des biens et de la famille exigeait une organisation efficace. S'entraîner à l'affrontement physique était un problème de survie.

Petit à petit, l'Homme perfectionna ses instruments. L'exploitation de l'environnement devint plus rentable. Ils commencèrent à détourner le corps vers la lutte symbolique, rituelle dont le sport se nourrira. Toutes les religions agraires ont célébré le combat entre le bien et le mal. Le triomphe sur les forces maléfiques éloignait ainsi la menace des calamités et assurait à la culture une bonne récolte. Ce fut dans un tel contexte magique que naquirent, il y a 4 000 ans, les jeux de la Grèce antique.

Au fil des siècles, d'autres épreuves venaient s'ajouter à la course disputée sur la longueur (200 m) du stade: le dioulos (400 m), le dilocos (course de fond), et le pentathle comportant cinq disciplines (course, lancers du disque et du javelot, saut en longueur, lutte). Le pugilat fit l'objet d'une compétition distincte, puis les courses de char et de chevaux clôturaient les jeux qui duraient cinq jours.

Afin de laisser les athlètes s'entraîner et concourir en paix, les cités respectaient une trêve de 3 mois. Car le sport était dédié aux dieux. Fidèles aux principes de Solon qui enseignait qu'un homme devait savoir nager et lire, les jeunes Grecs allaient au gymnase pour cultiver leur corps autant que leur esprit. Mais ces nobles principes ne valaient pas pour tous. Les esclaves travaillaient, seuls les citoyens faisaient du sport. Les citoyennes n'en avaient pas le droit. Les Romaines avaient néanmoins accès au palestre. L'exclusion se faisait donc par la race et le sexe.

Très vite, les vainqueurs ne se contentaient plus d'une couronne d'olivier. La cité les payait, les achetait, les entretenait tout comme nos clubs actuels vendent leurs joueurs de foot-ball. L'esprit de lucre règne désormais au sanctuaire d'Olympie. On ne se dopait pas encore aux anabolisants, seul était connu le vin au thym et au champignon hallucinogène. Les athlètes formaient une caste privilégiée, décriés: «Rien n'est pis que la race des athlètes», soupira Euripide devant le stade ainsi mis à mal. Dans ce contexte, les Athéniens, et encore moins les Romains, ne pratiquaient plus de sport. Ils assistaient au spectacle et pariaient sur leur favoris.

Les seigneurs pariaient de la même façon au Moyen Age où les tournois et les joutes étaient populaires. Le combat se livrait en mêlée, sans stratégie, sans règles ni coups défendus, et souvent jusqu'à mort d'homme.

Après la Renaissance, la paume, la soule, le volant, la crosse étaient fort à la mode. Henri II livra des parties acharnées de paume contre Ronsard. Bien qu'excellent nageur, Louis XIV dédaignait les jeux de balles. A Versailles, la noblesse privilégiait l'élégance pour se faire remarquer par le monarque. Sous Louis XV s'ouvrit une ère de plaisirs. L'aristocratie cultivait les belles manières, les raffinements, la danse... Il fallait suivre sa «nature».

Notre sport codifié fut en fait l'oeuvre de Thomas Arnold qui entreprit de transformer (1828) les fils dévoyés des grandes familles anglaises en «parfaits gentlemen sains de corps et d'esprit».

En rénovant les Jeux Olympiques dans ses lettres de noblesse, Pierre Coubertin n'imaginait pas que le sport allait bientôt être pris en main par les politiciens, les idéologues, les diplomates, les financiers, les fabriquants d'alcool, de tabac.. la mafia même, ainsi le témoignent les scandales à répétition.

II - LES LOIS DE L'EFFORT

Lier les activités physiques et sportives, la forme et la santé, est une idée neuve. En effet, pour l'opinion publique, le sport est en lui-même synonyme de santé et de vigueur. Mais la difficulté commence dès qu'on cherche à définir ces deux états.

Car la forme fait partie du vécu subjectif. On est en forme quand on se sent en forme. Quant à la santé, elle ne dépend plus de l'absence des maladies. Le corps représente un bien à entretenir, à conserver et à développer. Bref, un refuge des valeurs du temps.

Cependant, quel que soit l'engouement que l'on manifeste pour le sport, les lois de la biomécanique sont là. Elles nous rappellent que tout exercice physique, pour être bénéfique, doit se définir en fonction du corps, de l'âge, du sexe, du biorythme individuel. Et ce pour un sport donné et pour un niveau de performance adapté.

Populariser le sport est sans doute un idéal à atteindre. Mais n'importe qui ne peut faire un marathon du dimanche, et encore moins s'il a une surcharge pondérale. Par contre, la marche, la randonnée sont parfaitement indiquées. L'aura olympique nous fait oublier que les accidents du sport sont responsables de 10 % des arrêts de travail. Conclusion, les compétitions comme les sports de loisir bénéficieront énormément de quelques conseils de bon sens.

Du point de vue énergétique, on distingue 3 types d'activités musculaires :

1- Les performances explosives (sauts, haltérophilie, lancers, courses de vitesse...) exploitent les contractions musculaires puissantes, de courte durée. Lors de ces exploits, tout le stock énergétique (ATP, créatinine phosphate...) des fibres musculaires servent de starter au déploiement de l'effort. Les réactions à base de phosphore se déroulent préférentiellement en absence d'oxygène, sans produire des déchets comme l'acide lactique (métabolisme anaérobie alactique). Or, l'organisme ne dispose que de 20 secondes d'autonomie pour ces épreuves de force.

2- Les efforts musculaires violents allant de 20 secondes à 3 minutes (sprints, course de 400 m, épreuve de 100 m en natation...).

Ici le glucose intervient. Il libère 3 molécules d'ATP et se transforme en acide lactique. L'oxygène n'entre pas encore en scène.

3- Les exercices de longue durée sollicitent préférentiellement le concours de l'oxygène. L'énergie d'un footing, ou d'une épreuve d'endurance à faible intensité, dérive de la conversion des glucides et des acides gras des muscles.

Bien entendu, ces 3 modes de production d'énergie entrent en jeu dès que l'épreuve exige une puissance maximale dépassant 3 minutes.

Lors d'un effort démesuré, l'acide lactique et l'acide pyruvique s'accumulent dans le sang et les muscles. Ces déchets proviennent de la dégradation des nutriments par les enzymes. L'acidité du sang qui en résulte induit la sensation d'épuisement. La fatigue met donc un frein à l'activité musculaire. Elle constitue un acte de protection, un signal d'alarme que l'on doit savoir interpréter.

III - LA FACE CACHEE DE LA CULTURE PHYSIQUE

Contre toute attente, un sport mal indiqué, mal surveillé et mal pratiqué s'avère plus nuisible qu'utile. Cela est vrai pour tout le monde. Mais pour l'obèse, l'ignorance de cette notion simple pourrait même lui coûter cher ! Il faut certes encourager les gros à avoir plus d'activité physique. Cela vise surtout à développer leur musculature. L'obèse maigrit peu en fait par le sport. Il lui faut des épreuves surhumaines pour pouvoir perdre 1 kg, au prix de grande souffrance de ses articulations.

Quelques conseils pratiques sont donc utiles à observer :

1- Quel que soit le sport choisi, commencer toujours par une séance de décontraction, d'assouplissement et de respiration profonde.

L'échauffement musculaire active les enzymes et la circulation.

2- L'exercice est à adapter suivant le poids, l'âge, le terrain et l'entraînement reçu. Le débutant ne doit jamais travailler avec des charges debout, fut-il au nom d'une bénéfique musculation...

Car l'obèse use plus vite ses cartilages. Tout effort excessif debout menace ses articulations. Comme nous le savons, seule en position couchée ou en apesanteur, dans l'eau, qu'il tire le maximum de bénéfice de la culture physique.

3- Ne jamais forcer. La moindre douleur impose l'arrêt et la remise en question du geste exécuté. Le sport n'est pas conçu pour les forçats. Personne ne maigrit en courant comme un damné. Pratiquer un sport doit être un plaisir convivial. Il ne vise pas à remporter une quelconque médaille.

4- Progresser lentement dans les performances. Il est hors de question de jouer au tennis pendant 3 heures ou de pédaler sans s'arrêter. La régularité importe plus que l'intensité de l'effort.

5- On ne peut pas lancer le corps dans une course folle sans avoir un équipement correct. Une bonne paire de chaussures protège de l'entorse grave, très fréquente chez les gros sportifs. Pour les femmes et en particulier les jeunes filles, un sous-vêtement solide (soutien-gorge, slip, maillot...) évite l'étirement et la chute des seins, du ventre, des hanches. La beauté est un don de Dieu.

6- Le sport creuse le ventre et pousse à consommer plus. Il convient de veiller sur la composition du menu avec l'aide d'une diététicienne.

La pratique sportive ne fait pourtant pas maigrir tous les obèses. Force est d'admettre que certains seulement réussissent à perdre quelques kilogrammes, alors que d'autres en sont déçus. La raison tient en partie à la différence constitutionnelle des fibres musculaires.

En effet, les muscles se composent de fibres à contraction lente qui consomment des acides gras, et de fibres à contraction rapide qui utilisent le glucose. Leur proportion dépend du patrimoine génétique, elle varie considérablement d'un sujet à l'autre. Par exemple, dans le quadriceps (le muscle antérieur de la cuisse), le pourcentage des fibres lentes peut varier de 13 à 96 % selon les individus. Ainsi donc, plus une personne aurait une proportion élevée de fibres lentes, plus il dégrade les acides gras. Il profitera à fond les épreuves d'endurance et maigrit.

Néanmoins, un sport bien fait est bénéfique pour tous. Dans le sens qu'il améliore la circulation, la souplesse, la musculature, la capacité respiratoire. Cela est d'autant plus vital que les obèses du 3e âge tendent à perdre leur capital musculaire à cause de la sédentarité.

Une étude récente montre que la marche exerce une action bénéfique sur les lipides du sang. Quelle que soit l'allure, une promenade de 5 km par jour fait augmenter le taux des lipoprotéines de haute densité (HDL) connues pour leur effet protecteur sur la paroi des artères. Parallèlement, le muscle cardiaque augmente de volume, tandis que décroît la masse des graisses viscérales.

A l'évidence, les bienfaits du sport sont multiples. Ses inconvénients résultent en fait d'une mauvaise indication, d'une pratique aberrante dues au manque d'information. Certes, le sport n'est pas une panacée. A lui seul et pratiqué à outrance, sans aucune diététique adaptée, il serait difficile, sinon néfaste, de maigrir.

Les muscles d'Hercule (voir figure page suivante)

Une fibre musculaire striée (F) peut atteindre plusieurs centimètres de longs, mais son diamètre dépasse à peine 100 microns. En fait, la fibre résulte de la fusion de plusieurs milliers de cellules encore plus petites. C'est pourquoi, elle possède de nombreux noyaux qui travaillent en équipe harmonieuse.

Des ficelles élastiques de myosine (1) et d'actine (2) composent la structure contractile de cette fibre. Elle se dote de très nombreuses mitochondries (3) qui sont leurs centrales électriques.

Lors de la contraction (A), les molécules d'actine se rapprochent, bloquées par des têtes à renflement qui se dressent comme des crans le long de la myosine.

Pendant le relâchement (B), les segments d'actine s'écartent tandis que les dents de la myosine perdent leur contact.

Toutes les molécules élastiques du muscle appartiennent à la grande famille des anticorps, qui compte plus de cent catégories de protéines spécialisées. Comme les enfants, les sportifs ont besoin d'une ration de protéines de bonne qualité.

Sur le plan physiologique, les muscles striés obéissent à la commande volontaire, tandis que les cellules musculaires lisses qui équipent nos organes fonctionnent de façon autonome. Mais il exis te aussi des «muscles» microscopiques dans chacune de nos cellules.

Il s'agit des molécules contractiles comme la myosine, l'actine, l'élastine...

Toute cellule musculaire est une cellule hautement spécialisée, au même titre que le neurone et la cellule du cartilage. Chaque homme naît avec un capital musculaire génétiquement programmé.

En vieillissant, le nombre des cellules musculaires, tout comme celui des neurones, diminue progressivement. Pratiquer le sport ne permet nullement d'en générer de nouvelles, mais le peu qui nous reste se développe. Car le muscle ne survit que s'il peut travailler régulièrement. Il s'atrophie et se meurt dans la sédentarité.

Le sport ne fait pas forcément maigrir, mais il sauve la vie du muscle, et par-là la nôtre.

Quand on est gros, il est préférable d'avoir en même temps du muscle. Car ce tissu fonctionne aussi comme une banque d'enzymes.

FIGURE 15

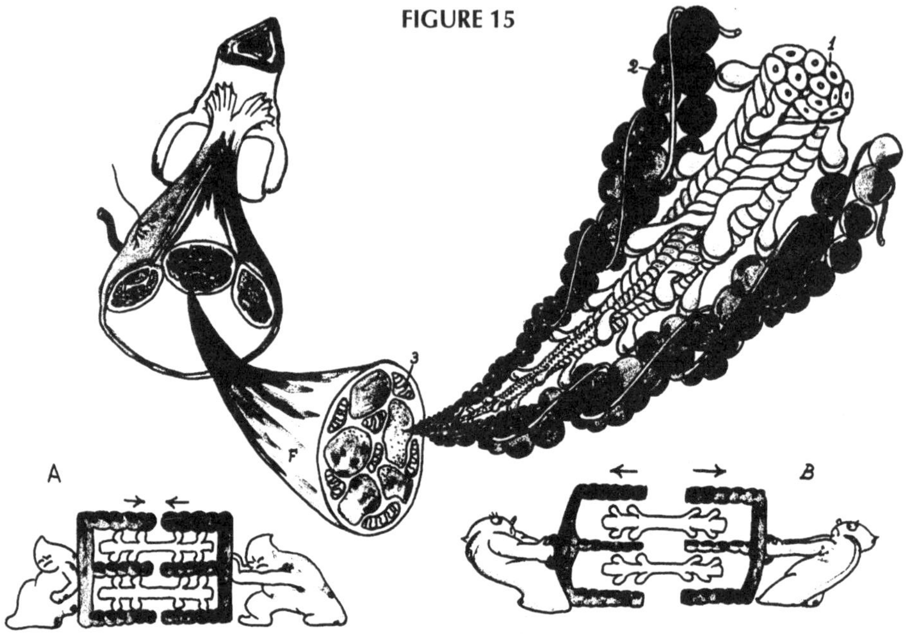

Ce qui explique pourquoi un obèse musclé maigrit plus vite.

Au bout d'une heure d'activité physique, la marche par exemple, l'utilisation des acides gras au niveau du muscle augmente de 60% environ. Simultanément, des enzymes sont libérées par la masse musculaire pour aider à extraire de nouveaux acides gras stockés dans le tissu adipeux.

L'accomplissement de leur mission est aussi facilité par l'intervention des hormones. La réponse des glandes endocrines à l'exercice physique se traduit constamment par une chute de l'insuline. Les adipocytes prélèvent donc moins de glucose. Parallèlement, on assiste à une élévation du glucagon et de la noradrénaline qui sont les grands artisans de la lipolyse.

Au cours d'un exercice physique prolongé, même s'il est pratiqué suivant un rythme modéré et adapté au biorythme du sujet, la concentration plasmatique des lipoprotéines se modifie de façon significative. On note une élévation bénéfique des lipoprotéines de haute densité (HDL). Ces molécule se chargent de ramener les lipides sanguins vers l'usine hépatique en vue d'être dégradés. Parallèlement, le niveau des lipoprotéines de densité légère (LDL) tend à baisser. Ce qui atténue considérablement leurs menaces sur la paroi des artères.

CHAPITRE XVI

SOURNOISE CELLULITE

I - L'ENNEMIE JUREE DE LA FEMINITE

«Cellulite», ce seul terme suffit à attiser les passions !

La controverse porte jusque sur son existence même. Pour certains, parler de cellulite serait une imposture... D'ailleurs la cellulite ne désigne pas un bourrelet de graisse inesthétique, mais une inflammation du tissu cellulaire. A la rigueur, on pourrait dire qu'on a utilisé un mot impropre pour faire un faux procès à un concept vague, erroné. Et pourtant, des milliers de femmes, au bas mot des millions, s'en plaignent, souffrent dans leur chair et leur âme.

Normalement, un tissu conjonctif souple et uniforme double la peau en profondeur et lui confère sa naturelle élasticité. Pour réaliser cette plasticité harmonieuse que chantent les artistes et les poètes, une trame de fibres de collagènes et d'élastines disposées dans toutes les directions permet à la peau de résister à toute force exercée sur elle. Ces fibres sont de surcroît noyées dans une substance gélatineuse complexe riche en sucres mixtes (les mucopolysaccharides) et en acide hyaluronique.

L'ensemble possède l'étonnante propriété de fixer des molécules d'eau qui assurent la souplesse et la résistance de l'édifice. Le système présente une certaine fluidité grâce au renouvellement perpétuel des ses éléments. Les propriétés biologiques des fibres élastiques sont à l'origine de ce charme indescriptible de la peau si attrayante à la vue et au toucher. Ce qui inspira O. Dazat fasciné cet émerveillement: «Un soleil complice, aiguisant ses rayons, attise sa poitrine flammboyante dont l'exposition crue châtie mon regard accoutumé aux seins policés, indécis, chastes en un mot qui croissent sur le buste des femmes...» Cachée ou pas, la fraîcheur et l'élasticité de la peau se montrent extrêmement sensibles à l'effet des hormones, du soleil, de la nicotine, du déséquilibre alimentaire...

Cette couverture sublime se dote d'autre part de capteurs sensoriels d'une extraordinaire finesse. Sa perception tactile varie selon le sexe et les individus. La femme est de loin plus sensible que l'homme dans la façon de sentir et ressentir. Le toucher joue ici un rôle fondamental dans la communication non verbale.

II - NOTRE MER INTERIEURE

C'est surtout la lymphe, parent pauvre de la circulation, qui irrigue l'épaisseur de la peau, la nourrit et lui débarrasse des déchets.

Toutes nos cellules baignent dans ce liquide épais dérivé du plasma sanguin. Son importance est considérable. A elle seule, la lymphe (ou liquide interstitiel) représente 15 % du poids corporel ! Au sein de ce liquide, notre «milieu intérieur» (Claude Bernard), se font les échanges des cellules avec le milieu ambiant pour permettre leur nutrition, leur respiration et leur désintoxication.

Après avoir rempli sa mission, la lymphe s'infiltre à travers la paroi des capillaires. Elle est recaptée par le courant veineux. La propulsion du courant lymphatique se fait grâce aux molécules contractiles (actine, myosine, tubuline...) qui arment la paroi des capillaires. Ces pompes rythment la progession de la lymphe, soutenue par un dispositif de valves et de relais qui empêche l'écoulement à contre-courant.

Le travail musculaire, une boisson abondante, une alimentation équilibrée, des sels minéraux, les vitamines C et P... contribuent à activer la circulation lymphatique. Car ce liquide ne doit en aucun cas demeurer stagnant. A chaque heure, plus de 20 litres de lymphe étalée sur une surface de 1 000 mètres carrés sont ainsi filtrés et purifiés. Le débit respecte obligatoirement la vitesse imposée. Chaque centimètre cube de lymphe ne baigne le même endroit que durant 3 secondes. Au-delà de cette durée, il y aura risque d'embouteillage avec possibilité de dépôts indésirables des lipoprotéines de densité légère.

Notre fleuve lymphatique coule à une vitesse sidérante. En se renouvelant sans cesse, il assume un drainage efficace. En plus de l'apport de nourriture et d'oxygène, il assure l'évacuation rapide des déchets. Si une minuscule veine se bouche, paralysée par exemple par la nicotine, la pression augmentera aussitôt dans les capillaires situés en aval de l'obstacle. La circulation locale se ralentit. La lymphe refoulée tend à ressortir des capillaires, à abandonner là les résidus qu'elle charrie.

Normalement, l'absorption d'une ration suffisante de boisson fluidifie ce drainage. Une bonne hydratation est la première mesure préventive. L'exercice physique, le massage, la thalassothérapie multiplient par 15 fois la capacité d'infiltration de la lymphe.

D'ailleurs l'obésité ne fait pas forcément le lit de la cellulite dont les causes sont multiples. En revanche, l'excès ou le déséquilibre hormonal de toutes origines (mauvais fonctionnement des ovaire, grossesse mal surveillée, pilule mal adaptée...) induisent fréquemment une viscosité anormale du sang. La teneur des lipoprotéines s'élève, avec rétention d'eau et l'épaississement de la paroi vasculaire. Bref, toutes les conditions qui préparent le terrain de la cellulite sont là.

III - L'INACCEPTABLE PEAU D'ORANGE

L'horreur commence par une légère augmentation des lipides du sang, découverte au cours d'un contrôle nécessité par la contraception orale par exemple. Mais la pilule n'est que très rarement en cause. Il s'agit plus souvent d'un excès de matière grasse dans le régime alimentaire, responsable de la viscosité anormale du sang.

La stagnation de la micro-circulation lymphatique devient possible.

Le renouvellement du liquide interstitiel se ralentit, aggravé même si la femme fume ou abuse des bains de soleil.

Dans ces conditions, les lipoprotéines et les déchets se décantent. Des dépots se forment peu à peu sur les fibres de collagènes.

D'autres encrassent les polysaccharides. Des zones d'adhérence se tissent partout, cloisonnent le sous-sol de la peau qui perd lentement sa souplesse. Ses fibres d'élastines sont étouffées. Le réseau assiège les cellules cutanées. La cellulite silencieuse, sournoise, et souvent irrésistible, s'organise. Imperceptiblement, le capitonnage envahit, s'enracine, rembourre le ventre. Les placards descendent de la taille vers les cuisses. Certes, les globules blancs chargés de nous défendre ne se laissent pas faire. Ils dépêchent sur place leurs bataillons de choc composés de macrophages.

Ces cellules nettoient tout, rongent les dépôts accumulés, diffusent des facteurs de croissance en vue de réparer les dégâts. A leur appel, les fibres de collagènes prolifèrent dans le désordre.

Elles enserrent davantage la graisse souffrante. Jadis, nos grand'mères avaient raison d'utiliser des cataplasmes de lierre et de colchique pour «ramollir» leur cellulite. Ces végétaux renferment en effet des alcaloïdes qui inhibent les facteurs de croissance.

En fait, la cellulite évolue très lentement. On peut la prévenir, la dépister et la traiter à temps. Le danger est qu'elle reste invisible chez les femmes jeunes ! Car la peau à cet âge est tendre.

L'affreuse «peau d'orange» ne se révèle que sous le pincement.

Parfois, la cellulite prend soudain un aspect alarmant. Des congestion surviennent brutalement à la suite d'un coup de soleil ou d'une allergie au produit cosmétique appliqué. Il faut consulter vite un dermatologue avant que la peau ne se fige sous la sclérose des fibres agonisantes. Ces poussées inflammatoires se guérissent rapidement, mais la rechute guette dès que recommencent les mêmes imprudences. C'est pourquoi la prévention s'avère pratiquement le seul traitement efficace. N'oublions pas qu'une peau meurtrie ne retrouvera jamais son éclat d'antan.

Chez certaines femmes, cellulite et gonflement se confondent souvent parce que leurs capillaires laissent échapper une partie de la lymphe de retour. Pendant les phases aiguës provoquées par l'excès d'estrogènes ou par une pilule non tolérée, le poids peut grimper rapidement en quelques jours. L'oedème envahit la racine des cuisses, l'abdomen et le bassin. L'émission des urines se raréfie. Les symptômes s'aggravent en position debout, en milieu surchauffé et à l'approche des règles. Migraine, constipation, ballonnements, difficulté à respirer, courbatures, sensations de fatigue... accompagnent ces gonflements cycliques.

Ce n'est pas à proprement parler une crise de cellulite, mais la conséquence d'une fragilité capillaire qui coexiste parfois avec une cellulite ou l'installe après une longue évolution. Nous savons aujourd'hui diagnostiquer cette forme fréquente de l'oedème, par le test à l'albumine marquée au technétium. Son traitement se base aussi sur l'hydrothérapie, les vitamines C et P, et éventuellement la spirolactone ou la suppression de la pilule inadaptée.

Ces faits montrent que la déficience de la microcirculation cause plus ou moins directement la plupart des cellulites. Malheureusement, nous savons encore fort peu de chose sur les capillaires lymphatiques. Depuis leur découverte faite en 1661 par le grand anatomiste italien Malpighi, les recherches ont tendance à négliger ce réseau de vaisseaux insignifiants au profit de l'étude du coeur, des artères et des veines. La microcurculation est pourtant vitale.

Aujourd'hui, nos moyens d'investigation modernes révèlent que les capillaires ne résument pas à eux seuls la complexité de l'irrigation de nos tissus et organes. En fait ils font partie seulement d'un immense domaine qui constitue l'unité micro-vasculo-tissulai re. Ce système englobe aussi la circulation de la lymphe à travers les interstices des cellules de l'organisme. De multiples problèmes se posent donc à chaque niveau. Toutes contraintes en amont ou en aval ne manquent pas d'affecter le fonctionnement de ces canalisations ténues dont la paroi n'est autre qu'une simple couche cellule endothéliale enroulée.

L'observation directe de la dynamique microcirculatoire apporte désormais des renseignements précieux, grâce à la capillaroscopie des ongles, de la peau, du tissus conjonctif. La mesure de la vitesse du courant lymphatique (fluxométrie cutanée au laser-Doppler), appliquée au niveau des bourrelets graisseux, permet d'étudier les variations fonctionnelles de l'irrigation locale sous l'effet de la température, des exercices musculaires, d'une composition alimentaire particulière... Ces recherches ont ouvert de nouvelles perspectives pour la compréhension de la cellulite.

A la périphérie de la masse graisseuse, il existe à la bifurcation de chaque artériole de 100 microns tout un dispositif de cellules «pace-makers». Ces coeurs en miniature battent la mesure, émettant des ondes qui commandent alternativement la contraction et la relaxation des capillaires, réalisant ainsi une véritable propulsion du courant lymphatique.

Curieusement, ce système possède une autonomie propre, indépendamment du rythme cardiaque. Mais il sait adapter son fonctionnement selon les activités demandées. La fréquence de ses battements dans une graisse sous-cutanée normale va de 15 à 2O / minute selon la température et les contractions musculaires. Elle descend à 8 après une phase inflammatoire. Ces faits évoquent la responsabilité des brûlures solaires, de la viscosité... Les exercices physiques, les massages, l'hydrothérapie activent ce drainage lymphatique.

Ces grains de riz qui sèment la terreur (voir figure page suivante)

La peau d'orange de la cellulite atteint électivement la partie inférieure du ventre, les hanches, les fesses et leurs plis,la face postérieure des bras et des cuisses (figures A et B).

L'épaississement de la graisse sous-cutanée n'intéresse que les régions touchées. La surface de la peau devient plus rigide et moins mobile par rapport au plan profond. Au pincement, l'épiderme apparaît matelassé, donnant une sensation de nodules capitonnés à la palpation. L'adhérence au derme rend souvent cet examen difficile et douloureux.

L'examen au microscope révèle fréquemment des altérations profondes au niveau de ces zones indurées.

Tout d'abord, les adipocytes sont hypertrophiés (h), emprisonnés par des fibres de collagènes (f) qui prolifèrent autour des nodules. Des cloisons fibreuses perpendiculaires reliant les plans superficiels et profonds expliquent la perte de l'élasticité de la peau d'orange.

Au sein de ce tissu meurtri, la substance fondamentale présente une densité anormale. Les capillaires (c) se raréfient. Leur paroi s'épaissit. Ils aparaissent par endroits dilatés et encrassés de déchets à la suite du ralentissement de la circulation lymphatique.

Le spasme des sphincters précapillaires (2) gêne l'irrigation des graisses souffrantes. Le débit sanguin qui pénètre par l'artériole (1) se voit fortement limité à cause de la fermeture de la valve. Le sang tend à court-circuiter le tissu dont il a la charge de nourrir. Il ressort par la veinule (3). Les cellules de graisses situées en aval (4) se retrouvent ainsi asphyxiées. Elles reçoivent moins d'oxygène et de nourriture.

Leurs déchets sont aussi mal évacués. Ils stagnent, se déposent sur place, encombrent davantage la circulation. La cellulite entre dans un cercle vicieux. Elle s'étend, évolue jour après jour.

Il semble que plusieurs facteurs soient responsables de la cellulite: facteurs génétique, hormonal, toxique (tabac, abus de sucrerie...), physique (hâle), infectieux, sédentarité... L'échographie permet de suivre l'évolution de cette affection en mesurant l'épaisseur du derme atteint. On emploie aussi la thermographie pour apprécier la tempréture de ces plaques froides victimes du déficit microcirculatoire. Mais le simple examen clinique, par le palper et le pincement léger suffit déjà à faire un bilan précis de la surface atteinte.

FIGURE 16

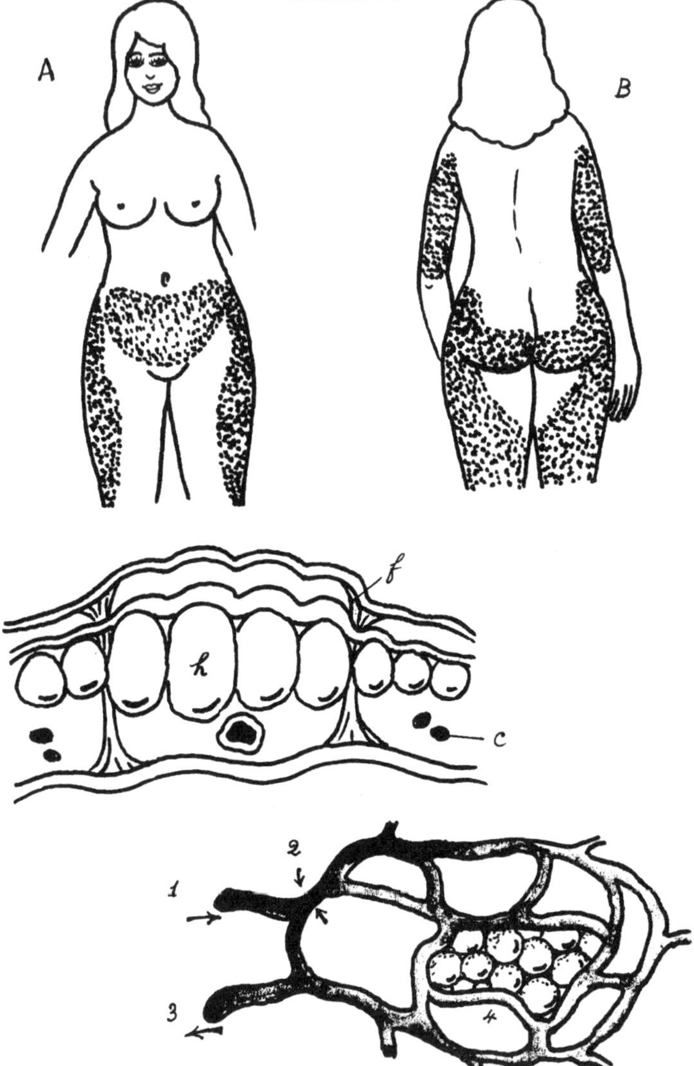

Quelle que soit la nature de l'agent destructeur en cause, le résultat aboutit toujours à une mauvaise circulation lymphatique et capillaire. Pour cette raison, les divers traitements se proposent de réactiver ce drainage par le massage, la gymnastique, la thalassothérapie, les cures thermales, les vitamines C et PP que renferment les fruits et les légumes. Le médicament miracle contre la cellulite n'existe pas encore.

La mésothérapie et la liposuccion font maigrir, mais ne rajeunissent pas la peau. Le vrai traitement est en fait préventif: surveiller le poids et le niveau des lipides sanguins.

CHAPITRE XVII

LA CHASSE AU CHOLESTEROL

I - POUR QUI SONNE LE GLAS ?

Rien ne va plus en diététique ! Jusqu'à présent, le dogme considère le cholestérol comme le bourreau du coeur. Les graisses animales favoriseraient même le cancer. Alors commence depuis près d'un demi siècle une chasse impitoyable à la molécule maudite. On traque partout cet ennemi public N° 1, dans le lait, le beurre, l'oeuf, la viande...

Puis des épidémiologistes, un peu originaux et contestataires, commencent à se douter de la véracité de cette doctrine. Des enquêtes approfondies ont en effet révélé l'impensable. A savoir que ni les maladies cardio-vasculaires, ni les affections cancéreuses n'ont sensiblement diminué chez les fervents pratiquants de la religion qui combat ce satané de cholestérol. Plus injuste encore, ces dévots sont même plus souvent victimes de ces fléaux du siècle ! En clair, les régimes trop pauvres en cholestérol et en graisses animales s'avèrent finalement plus nuisibles que les autres...

Il ne s'agit point d'une grosse plaisanterie de la part d'un restaurateur en mal de clients, mais d'une très sérieuse étude de la célèbre American Health Foundation. Ses chercheurs se sont aperçus qu'il existe une corrélation inquiétante entre une forte consommation de graisses végétales polyinsaturées et le cancer du sein. De quoi sidérer les adeptes du régime végétarien...

Le principal accusé, l'acide linoléique, hâte la croissance des tumeurs expérimentales chez les rats. La suppression de cet acide gras ralentit au contraire la prolifération des cellules cancéreuses mises en culture. Selon le New Scientist (7-12-91), la raison est que les cellules malignes, pour se défendre, synthétisent déjà des molécules d'eicosanoïdes en convertissant l'acide linoléique.

Ce qui explique que cet acide stimule leur développement. En effet, lorsqu'on prive les cellules cancéreuses de l'aubaine, elles meurent rapidement.

Evidemment, une hirondelle ne fait pas le printemps. Ce n'est d'ailleurs pas la première fois que l'on découvre les méfaits d'un régime austère chez les rats. Mais ces travaux ont au moins le mérite de modérer la phobie des puristes vis-à-vis des graisses animales, de tempérer la rigueur de postulats tenus pour définitifs.

Dans la société des nutritionnistes, la nouvelle ébranle comme un coup de tonnerre. Le British Medical Journal ajoute de l'huile dans le feu en rapportant un travail des chercheurs finlandais qui ont suivi pendant 15 ans 1 200 personnes à haut risque souffrant d'hypertension et d'un taux élevé de cholestérol dans le sang (hypercholestérolémie). On les divise en deux groupes dont l'un est soumis à un régime restrictif en graisses animales et en sucre.

A la surprise générale, le taux des accidents cardio-vasculaires s'avère 2 fois plus important chez ceux qui ont suivi un tel régime ! Faut-il se priver pour réduire le cholestérol ? La bataille semble rude entre les partisans et adversaires de ce lipide. En matière de graisses ou de tout autre aliment, peut-être ne faut-il pas prendre les données et les théories pour parole d'Evangile.

II - LE DANGER D'AVOIR TROP PEU DE CHOLESTEROL

Tout le monde sait que l'excès de cholestérol tue par l'obstrution des artères. Selon un consensus international, on admet que le taux de cette graisse dans le sang ne doit pas dépasser 2 gr / litre chez l'adulte.

Mais on ignore généralement que le manque de cholestérol n'est pas non plus rassurant. L'hypocholestérolémie peut être un signe alarmant. Après de nombreuses enquêtes épidémiologiques, il se confirme de plus en plus que la diminution de cette graisse dans le sang traduit souvent la présence d'une affection grave, tumorale ou sanguine.

Une étude récente, dirigée par H. Lévesque et coll. de l'Universi té de Rouen, révèle chez 1 433 personnes, présentant une hypocholestérolémie inférieure à 4 millimol (soit 1,54 gr/l), une augmentation significative d'affections malignes et sanguines par rapport aux sujets ayant une cholestérolémie supérieure à 4 millimol (La Presse Médicale, 23 nov. 91) Un résultat analogue a été obtenu par l'équipe de l'hôpital Sainte-Périne à Paris, conduite par B. Forette. Ils ont observé pendant 5 ans 92 femmes de plus de 60 ans indemnes de tout cancer. L'analyse des 53 femmes décédées pendant cette période suggère que leur taux modéré de cholestérol pourrait être un facteur de morbidité préoccupant (Lancet, p 868. 1989).

Selon l'enquête, les sujets qui ont peu de cholestérol présentent une mortalité 5 fois supérieure par rapport à ceux qui en ont trop (2,8 gr). Il s'en suit que toute hypocholestérolémie est à prendre au sérieux, en particulier chez une femme après la soixantaine. Contrairement à ce que l'on croyait, le fait de trouver dans le bilan sanguin une baisse idéale du cholestérol comporte paradoxalement un pronostic plus sombre que son augmentation.

Sur 103 malades atteints de cancer de la prostate, Henrikson constate que ceux qui présentent des métastases accusent un taux encore plus bas en cholestérol et en lipoprotéines de densité légère (Lancet p 1178. 1989). Peut-être le mécanisme s'explique-t-il par la prolifération rapide des cellules cancéreuses qui accaparent une grande quantité de ces matériaux pour leur propre besoin. L'hypocholestérolémie en soi ne semble pas être responsable du cancer, mais les conséquences de cette maladie.

Plus curieux encore, il semble que certains cancers du colon ne se révèlent au début que par une baisse banale du cholestérol sanguin, alors que la tumeur reste encore indétectable. Cela n'étonne point les généticiens d'ailleurs. Car les gènes qui codent 2 enzymes pour la synthèse du cholestérol ainsi que les gènes de la tumeur colique se trouvent tous sur le même chromosome 5. Si bien que les manifestations des uns réveillent l'activité des autres.

Or, le cancer colique étant une affection assez fréquente chez les sujets du 3e âge, le fait de découvrir chez eux une hypocholestérolémie devrait susciter des examens approfondis (recherche de sang dans les selles, coloscopie...). La baisse du cholestérol devient ici un marqueur précieux dans le dépistage de cette tumeur.

Ces faits inattendus soulèvent deux questions insolites: Faut-il pratiquer des régimes sévères ou prendre des médicaments en vue de réduire le cholestérol ? Ces moyens sont-il vraiment efficaces pour empêcher en France les 100 000 décès annuels dus aux accidents cardiovasculaires ? Il n'y a aucun doute que tout abus de corps gras et de sucre devient à la longue néfaste. Au-delà de 2,5 gr / litre de cholestérol, on court le risque certain d'une détérioration de la paroi artérielle. Puis les dégâts s'accentuent et suivent de près la progression de la cholestérolémie. Cela est bien démontré par des études à grande échelle dont l'une, la MRFIT, concernent 356 222 personnes suivies pendant 6 ans.

Mais ce serait abusif de prétendre que tout le monde doit suivre un régime visant à réduire le taux de cholestérol même s'il se situe à 2,5 gr. Ces formes moyennes semblent mieux tolérées chez les femmes. Elles leur provoquent moins souvent l'épaississement des artères. En remplaçant les graisses animales par les huiles végétales, on abaisse certes la cholestérolémie, mais les lipoprotéines de haute densité (HDL) diminuent également. Or, c'est justement cette famille de lipoprotéines qui enlève les dépôts accumulés sur la paroi des artères. Tout se passe comme si nous avons obligé nos dévoués éboueurs à faire la grève.

D'autre part, l'essai des trois principaux médicaments (clofibrate, cholestyramine, statine, gemfibrozil, plus connus sous les appellations de Lipavlon, Clofibral, Questran, Lipur...) visant à faire baisser le cholestérol montre qu'aucun d'entre eux ne réussit à réduire la mortalité totale, bien que la morbidité des attaques cardiaques aient fortement bénéficié de ces progrès. On reproche même leurs effets secondaires ou d'avoir trop baissé le niveau du cholestérol.

Que conclure devant tous ces paradoxes ? Il semble que la mise au régime systématique ou le traitement médical continu des personnes âgées, dont la cholestérolémie voisine 2,8 gr/l, puissent parfois comporter des effets pervers. Par contre, les grandes hypercholestérolémies doivent être étroitement surveillées et traitées.

III - UNE MOLECULE A LA FOIS FATALE ET VITALE

Le cholestérol est une substance fondamentale de notre corps. Semblable à une brique, il est indispensable dans la construction des membranes externes et internes de la cellule. La plupart des échanges biochimiques se déroulent justement sur l'interface de ces cloisons. Leur détérioration perturbe forcément le travail de nos enzymes, et par là la production de l'énergie.

La synthèse de nombreuses familles d'hormones nécessite également un approvisionnement continu en cholestérol. Nos glandes endocrines (surrénales, ovaires ou testicules...) l'exploitent donc comme une matière première. Le foie, qui est une glande mixte, transforme même ce cholestérol en sels biliaires pour aider à digérer les graisses. Comme la quantité de cholestérol fournie par les aliments n'arrive pas à satisfaire les énormes besoins de l'organe, alors les cellules hépatiques mettent les mains à la pâte. Elles fabriquent leur propre cholestérol.

Tout cela ne suffit pas encore. En tant que grand consommateur de cholestérol, le foie oblige même l'intestin à récupérer une parties des sels biliaires qui retournent à l'usine de recyclage.

Par la complexité de son édifice, le cholestérol est en effet une molécule très difficile à élaborer. Sa synthèse exige le travail d'un grand groupe d'enzymes spécialisées qui doivent lui consacrer beaucoup de temps, d'énergie, de matériaux et de déchets.

Gaspiller une molécule aussi utile que coûteuse est impensable pour l'organisme. Pour raison d'économie et d'efficacité, le foie la récupère et la remet à neuf.

Nous savons que le cerveau se montre terriblement friand de cholestérol. Nos neurones s'en servent dans le câblage dynamique de leurs circuits. Leur chevelure se modifie et s'use rapidement, elle doit se régéner continuellement, grâce à l'apport de nouvelles molécules de cholestérol et d'acides gras.

Certaines des hormones produites par le cerveau font aussi appel à cette substance bonne à tout faire. La prégnénolone par exemple n'est autre qu'un cholestérol travesti avec quelques atomes d'oxygène. L'élaboration de cette hormone a lieu au sein des noyaux nerveux de l'hypothalamus, elle oriente la synthèse des hormones dans les glandes sexuelles.

Comment le cerveau se procure-t-il de cette molécule complexe qui normalement ne franchit pas la barrière entourant ce sanctuaire ? En tant que maître suprême, notre cerveau dispose d'une armée de pages pour exécuter à ses moindres désirs. Il s'agit de cellules nerveuses spécialisées (astrocytes, oligodendrocytes). Elles se chargent de surveiller le cholestérol qui se présente, de le laisser entrer, de l'escorter, de l'habiller en hormone. S'il le faut, elles peuvent aussi en fabriquer, à partir des fragments de cholestérol, des «kits» prêts à être assemblés. Le cholestérol a une mission vitale à accomplir. En aucun cas, il ne doit dépasser ses limites.

Le circuit exogène du cholestérol (voir figure page suivante)

Par son importance, le cholestérol est la seule substance qui circule dans deux réseaux différents: la circulation exogène et la circulation endogène.

En A, la molécule de cholestérol, représenté par un cercle rose, comprend le cholestérol lui-même et un acide gras (en bleu). L'ensemble donne un ester de cholestérol. C'est sous cette forme combinée que circule la molécule de cholestérol.

En B, la molécule de triglycéride, en cercle vert, est composée de 3 acides gras enchaînés à une molécule de glycérol, en blanc.

La viande digérée dans l'estomac (1) fournit à la fois du cholestérol et des triglycérides.

Ces molécules sont absorbées au niveau de l'intestin (2). Elles pénétrent dans les canaux lymphatiques intestinaux, gagnent ensuite les vaisseaux sanguins (3) sous forme de chylomicron. Ce dernier, mesurant un dizième de micron de diamètre, renferme à la fois le cholestérol et le triglycéride.

Les chylomicrons cèdent d'abord leurs triglycérides au tissu graisseux (4) et aux muscles (5) équipés de récepteurs spécifiques (en noir) servant à les capter.

Ainsi appauvris, les chylomicrons ne renferment que le cholestérol. Ils parviennent au niveau du foie (6) où la capture se fait aussi par une autre catégorie de récepteurs.

Le foie va alors orienter le cholestérol vers deux destins différents :

- Une partie de cette matière sera transformée en acides biliaires et en cholestérol libre, privé de son acide gras. Ils forment la bile qui retourne dans l'intestin, via les canaux et la vésicule biliaires, pour participer à la digestion des corps gras alimentaires (7).

La plupart de ces acides biliaires seront réabsorbés dans l'intestin, remis en circulation sous forme de chylomicrons pour regagner le foie par la veine porte. Le cholestérol d'origine alimentaire suit donc une circulation cyclique entre le foie et l'intestin. A chaque parcours, une certaine quantité de bile sera perdue, évacuée avec les fèces.

- L'autre partie de cholestérol sera acheminée vers le circuit endogène (9), mélangée au cholestérol élaboré par les enzymes du foie (voir figure 18)

FIGURE 17

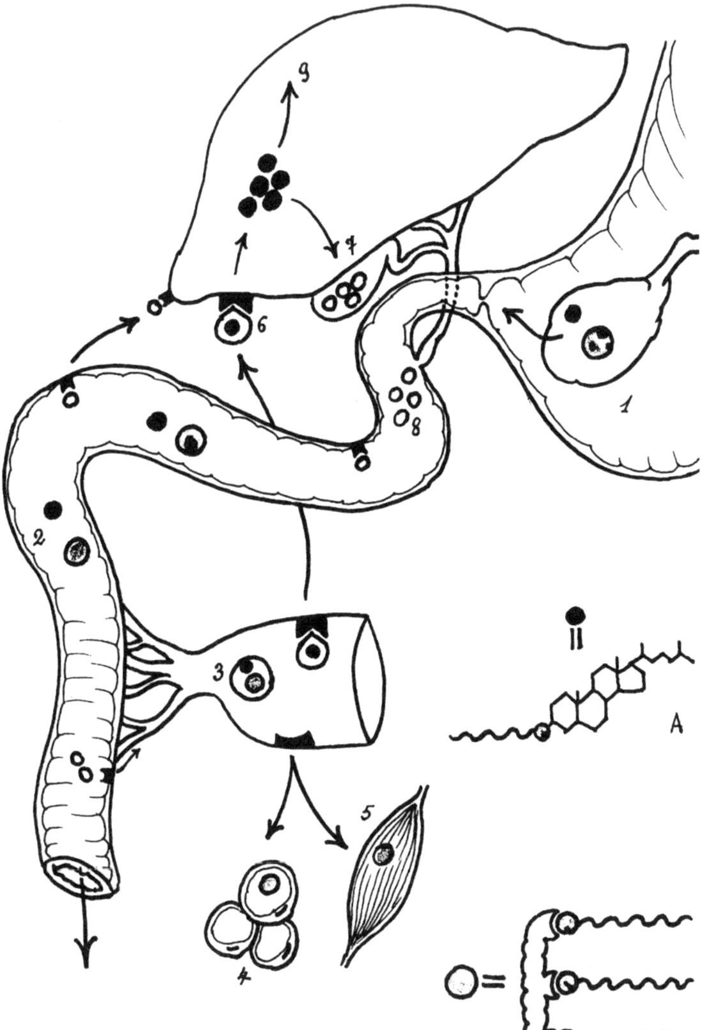

CHAPITRE XVIII

COMPOSER AVEC LE CHOLESTEROL

I - L'ART DE NAGER ENTRE DEUX EAUX

A part les végétaux, tous les animaux, et même les microbes, exploitent invariablement les diverses propriétés du cholestérol pour le fonctionnement de leur organisme.

Etant donné l'importance biologique et énergétique de cette matière dans la vie des cellules, et aussi son danger potentiel en cas d'excès, notre corps a donc appris à la manier avec précaution. Il dispose pour cela plusieurs barrières de sécurité dont le but consiste à en prévenir le manque, assurer son ravitaillement continu, créer une fluidité adaptée au besoin, établir une réserve, disposer d'une machinerie pour l'élaborer et enfin évacuer, s'il le faut,le trop-plein.

C'est dire que notre organisme ne se montre jamais indifférent vis-à-vis du cholestérol. Et encore moins laisser seule une molécule aussi précieuse que traîtesse. Il la suit partout, la surveille pas à pas, l'englobe même dans des billes de lipoprotéines qui lui servent de transporteurs.

Pratiquement, le cholestérol a toujours les bras ligotés, presque comme un criminel. Nos enzymes le confient de main en main. Elles ne le libérent qu'au moment de l'emploi, soit pour l'insérer tout de suite dans les mailles d'une membrane à consolider, soit pour le convertir en hormones, en acides biliaires ou en énergie.

Les mesures de sécurité sont telles que l'organisme est obligé de le faire parcourir deux chemins séparés. Le circuit du cholestérol exogène (d'origine alimentaire) ne se mélange pas avec celui réservé au cholestérol endogène que synthétise le foie.

II - DEUX CIRCULATIONS POUR UN SEUL CHOLESTEROL

Les corps gras jouissent dans l'organisme d'un luxe inouï. Ils disposent en effet de leur propre réseau d'autoroutes. Même le sang n'a pas droit à un tel égard.

Au cours de la digestion, les cellules de l'intestin absorbent les lipides des aliments. Elles les empaquettent soigneusement dans des gouttelettes de graisse appelées chylomicrons. Ces molécules ne pénétrent pas dans le courant sanguin. Elles cheminent d'abord dans des canaux lymphatiques spécialement aménagés pour eux.

Après un parcours tortueux, les chylomicrons, munis de deux têtes chercheuses, atteignent le canal thoracique qui les déversent enfin dans la circulation générale. Ce sont les muscles et le tissu graisseux qui profitent les premiers de cet apport.

Les adipocytes, en bons banquiers, mettent une bonne partie des triglycérides des chylomicrons en réserve. Les cellules musculaires en font de même. Les triglycérides les intéressent particulièrement. Parce que chacune de ces molécules résulte d'une combinaison de trois acides gras avec un glycérol qui est un mélange d'alcool et de sucre. L'ensemble représente une source d'énergie que recherchent les muscles et le tissu graiseux.

Ainsi déchargés, il ne reste dans les chylomicrons que du cholestérol lié à un acide gras. La cargaison arrive maintenant à l'usi ne de transformation: le foie. Les cellules hépatiques ne perdent pas un instant. Elles trient rapidement le cholestérol au moyen de leurs récepteurs spécifiques qui le repèrent, le captent et l'introduisent au sein de leur machinerie.

Les enzymes du foie se chargent de transformer une partie du cholestérol en acides bilaires et en cholestérol libre. Mais ce n'est qu'une liberté provisoire, surveillée, permise dans des limites très strictes. La bile retourne dans le tube digestif où elle aide à digérer les graisses. Puis l'intestin la réabsorbe pour le foie.

Néanmoins, une portion de la bile s'élimine par les fèces.

Dès que le foie reçoit une quantité suffisante de cholestérol fournie par la digestion, il ralentit aussitôt sa propre production de cholestérol. Dans le cas contraire, il l'active afin que l'organisme ne manque jamais de cette matière première.

Il ne faut pas croire que la distribution de ce cholestérol aux cellules se déroule automatiquement et sans histoire. En réalité, le transport de cette substance pose des problèmes redoutables, une traversée périlleuse qui pourrait coûter la vie à l'organisme si certaines précautions n'étaient pas respectées ! Tout d'abord, le cholestérol est insoluble dans l'eau. Il ne peut donc pas circuler en tant que tel dans le sang, car il bloquera complètement les vaisseaux. Ce qui oblige le foie à le cacher dans une sphère de lipoprotéine. A cette condition seulement, le cholestérol peut circuler sans risque dans le sang. Encore faut-il surveiller sa concentration afin d'éviter tout dépôt indésirable.

Seule une infime quantité de cholestérol reçoit l'autorisation de passer librement dans la bile. Sa tâche consiste dans ce cas à aider à digérer les graisses alimentaires. Ici encore, l'organisme le suit de près, parce que son augmentation peut à tout moment induire la formation des calculs, en ralliant à sa cause les sels biliaires. Le cholestérol nous rend d'immense service ! L'inconvénient est qu'il sait parfaitement exploiter nos vices pour nous trahir.

III - LES POIDS LOURDS NOUS LIBERENT DES POIDS LEGERS

Le transport de cette molécule dans le sang pose des problèmes hardus. Par sécurité, l'usine hépatique dispose de plusieurs catégories de lipoprotéines qui diffèrent selon leur densité, leur mobilité dans un champs électrique, leur taille et leur composition. La complexité de l'organisation est dictée par les propritétés variées du cholestérol à livrer aux cellules.

Sur les voies de la circulations, les transporteurs de petit calibre (les lipoprotéines de très légère densité ou VLDL, de l'anglais «Very Light Densité Lipoproteine») livrent rapidement leurs marchandises à tous les recoins du corps.

Dans leur hâte, et surtout quand ils sont nombreux et surchargés, des paquets de cholestérol peuvent tomber et encombrent les artères. Ce cholestérol égaré risque de s'accumuler sur la paroi interne des vaisseaux, et par-là de provoquer son épaississement.

Trop de petits transporteurs VLDL, dont chacun ne mesure que O,O3 microns, induira inévitablement un effet athérogène. Alors interviennent les poids lourds, les lipoprotéines de haute densité (HDL), chargés de ramasser tout le cholestérol laissé sur les pavés. Ils les ramènent à l'usine hépatique en vue de recyclage.

Pour éviter les encombrements, le cholestérol doit circuler sans cesse. Ce principe absolu doit être respecté. Ou bien il est prélevé par les cellules qui attendent sa livraison, ou bien il retourne au foie. En aucun cas, ni le cholestérol ni son transporteur ne peuvent stationner où que ce soit sur les artères.

Plus sévères même que le code de la route, les éléments du sang ne plaisantent pas avec la circulation sanguine. Le moindre cholestérol suspect ou abandonné ne pardonne pas. Les plaquettes et les globules blancs s'y précipitent immédiatement et tentent de le neutraliser. S'ils ne réussissent pas à l'enlever, ils risquent d'empirer la situation et aggravent l'embouteillage.

Le trajet que parcourent les VLDL mérite quelques précisions.

Car ces véhicules minuscules ne vont pas n'importe où. La priorité revient toujours aux muscles et au tissu graisseux. Leurs cellules sont les premières à en bénéficier. Les livreurs leur cèdent une bonne partie de leurs triglycérides. Ainsi délestés, leur masse acquiert une nouvelle densité. Ce qui fait d'eux des Lipoprotéines de Densité Intermédiaire (IDL).

A nouveau, les IDL vident le reste de leurs triglycérides. Puis, des enzymes les prennent en main, modifient la structure de leur capsule. Leur diamètre atteint maintenant O,O2 microns. Elles deviennent des Lipoprotéines de Densité Légère (LDL). Chacun de ces transproteurs s'équipe d'une apoprotéine (B-1OO) qui fonctionne comme une antenne. Grâce à ce gadget, il repère facilement son récepteur situé sur le cellule. L'apoprotéine fonctionne ainsi comme une clef qui ouvre la boîte aux lettres de l'adresse indiquée pour livrer son colis composé d'un cholestérol combiné à un acide gras.

Dans nos vaisseaux, les LDL sont les plus nombreux. Elles transportent les 3/4 du cholestérol circulant, et plus encore si le menu comporte trop de matière grasse. Il faut se méfier de cette catégorie de transporteurs. Car ce sont eux qui sèment le vent et la tempête. Leur encombrement dans la circulation constitue toujours une source d'ennuis.

Il leur arrive fréquemment de s'arrêter sur le chemin ou d'abandonner leur charge, chaque fois que nos cellules se montrent incapables d'absorber toute leur cargaison. Les cellules rassasiées peuvent aussi rejeter leur surplus de cholestérol dans le courant sanguin. Heureusement, les Protéines de Haute Densité (HDL) veillent au grain. Elles ramassent tout le cholestérol refusé et le font recycliquer à l'usine hépatique.

IV - UNIS POUR LE MEILLEUR ET POUR LE PIRE

L'union de la cellule avec le cholestérol n'est au fond qu'un mariage de raison. La cellule connaît trop bien les défauts de son partenaire, voire son danger potentiel. Malgré tout, si le ménage tient depuis si longtemps, c'est bien parce que le cholestérol possède des qualités absolument uniques. Pour cette raison, la cellule dispose de plusieurs systèmes de contrôle qui lui permettent de surveiller les moindres fourberies de ce conjoint irremplçable.

A en juger par les mille précautions dont elle s'entoure à chaque instant, on ne peut s'empêcher de penser à cette réflexion de Jankélévitch: «L'amour, c'est un problème résolu à l'infini.» Dès que s'approche la lipoprotéine LDL, elle identifie aussitôt l'adresse marquée sur la cellule. A l'aide de sa clef faite d'une apoprotéine (B-1OO), elle se loge dans la serrure qui n'est autre que son propre récepteur. Puis, les récepteurs liés à leur LDL se meuvent à la surface de la cellule et se rassemblent. Ils arrivent au voisinage des «cratères» dont le fond est doublé d'un feutrage de cailloux de protéines. Brusquement, le fond de ces puits s'affaisse, avale les LDL fixés à leur récepteur et se referme.

A l'intérieur de la cellule, la proie se trouve maintenant dans le cytoplasme. Alors surgissent des équipes d'ouvrières de leurs ateliers (les lysosomes). Pièce par pièce, le colis sera démonté par les enzymes. Elles séparent les acides aminés de l'apoprotéine au chalumeau d'eau, libère le cholestérol de son acide gras. D'autres enzymes reprennent le cholestérol, l'introduisent dans les parties de la membrane à réparer. Le transporteur est aussi récupéré et remis à la surface de la membrane pour servir une deuxième fois.

Mais la belle n'est pas satisfaite pour autant. La méfiance plane, car le cholestérol peut à tout moment faire volte-face. Pendant qu'elle était en train d'ouvrir le paquet, elle ordonne immédiatement de produire moins de récepteurs dans le but d'arrêter l'entrée de nouveau cholestérol. Parallèlement, l'usine cellulaire ralentit, arrête même, la synthèse de son propre cholestérol.

Tous ces dispositifs de sécurité fonctionnent avec une efficacité remarquable. Jamais la cellule ne se retrouve-t-elle gorgée d'un excès de cholestérol, même si le repas en fournit abondamment.

Alors où refoule-t-elle le trop-plein ? Dans le sang !...

Les progrès les plus décisifs de ces dernières années ont été marqués par la découvertes de la simvastatine, et surtout sa synthèse à partir des extraits de levures grâce aux prouesses technologiques de la biochimie.

Il s'agit là d'une molécule qui fonctionne comme une anti-enzyme, capable de s'opposer à l'élévation des graisses sanguines. Pour la première fois, la médecine dispose d'un médicament vraiment efficace capable d'abaisser le taux du cholestérol et des lipides.

Mieux, il empêche la formation des dépôts de graisses dans les artères. Ce qui constitue une mesure de prévention inespérée contre le rétrécissement et l'obstruction des vaisseaux du coeur.

Mais cette victoire n'est pas gratuite. Car ce médicament coûte cher. Et de plus, il peut occasionner des effets secondaires au niveau du foie si le patient continue à ingurgiter une quantité démesurée d'aliments gras. D'autre part, malgré son efficacité, ce remède ne fait pas maigrir, ni ne transforme un corps corpulent en taille de manneqin. Il maintient simplement le taux des lipides du sang à un niveau normal, les empêche ainsi d'encrasser nos artères.

Et c'est déjà inespéré il y a à peine quelques années. Il est certain que de telles anti-enzymes de plus en plus perfectionnées seront mises au point dans un proche avenir.

Récemment, la mise au point de la lovastatine et ses dérivés vient encore enrichir notre arsenal thérapeutique. Ce qui ne signifie pas que l'hygiène alimentaire soit inutile.

Comment agit cette simvastatine ? Absorbée sous forme de lactone inactif, cette molécule se réveille au sein du foie où elle manifeste sa puissance inhibitrice lui permettant de couper court aux activités des enzymes chargées d'élaborer le cholestérol. Tout se passe comme si les ouvrières de l'usine hépatique se mettaient en grève. Les enzymes du foie fabriquent moins de cholestérol, moins de petites lipoprotéines. Résultat, le niveau des graisses du sang diminue, ainsi que les menaces de rétrécissement des vaisseaux.

En principe, l'indication est justifiée si la cholestérolémie dépasse 2,5 gr / litre après un régime correct de 3 mois.

Lors des deux premières semaines de traitement, à raison d'un demi comprimé (10 mg) à absorber le soir en une seule prise, une baisse nette des lipides du sang se produit. L'efficacité du médicament se maintient tant que le sujet est traité. Il est rare que l'on soit amené à augmenter la dose qui peut s'élever jusqu'à 40 milligrammes. Une éventualité se voit en cas d'excès alimentaire.

Le respect d'un régime équilibré est donc toujours indispensable.

Aucun phénomène d'accoutumance n'a encore été signalé. D'ailleurs, même les dérivés de la simvastatine dans l'organisme se montrent aussi actifs. Ce qui permet de n'utiliser qu'une dose minimale nécessaire. Enfin le foie les évacue à travers la voie biliaire et la voie intestinale.

Chez certaines personnes, la prise de ce médicament reste absolument contre-indiquée. Les personnes souffrant de myopathie, de douleur musculaire, de cirrhose alcoolique ou virale, les femmes enceintes et les enfants ne relèvent pas de ce type de traitement.

D'autre part, les crampes gastriques, la constipation ou la diarrhée, l'insomnie, les maux de têtes, les sensations de fatigue, les perturbations enzymatiques du foie sont parmi les effets secondaires fréquemment signalés.

Pour cette raison, la surveillance périodique des enzymes hépathiques doit se poursuivre tant que dure le traitement.

En dépit de ces inconvénients, ces anti-enzymes représentent sans conteste un immense progrès dans le combat contre l'excès de cholestérol. L'efficacité sur les triglycérides est par contre limitée. Néanmoins, elles contribuent à atténuer, pour ceux qui en sont victimes, les menaces d'une angine de poitrine ou d'un infarctus.

Le circuit endogène du cholestérol (voir figure ci-contre)

Les cellules du foie synthétisent d'abord des lipoprotéines de très légère densité (VLDL) servant à transporter les triglycérides (en vert) et les esters de cholestérol (en rose).

Ces VLDL quittent le foie, circulent dans le courant sanguin et atteignent le tissu adipeux (1) et les muscles (2). Ces derniers, armés de récepteurs spécifiques (en noir) prélèvent principalement les molécules de triglycérides.

Ainsi allégées, les transporteurs deviennent des lipoprotéines de densité intermédiaire (IDL) et continuent à livrer leur charge de triglycéride.

Finalement, les transporteurs se vident peu à peu. Il ne leur reste que des molécules d'ester de cholestérol. Alors les IDL mutent en LDL, des lipoprotéines à densité légère. Elles distribuent leur ester de cholestérol à toutes les cellules du corps (3). Le foie le récupère également, toujours au moyen de récepteurs adaptés à cette capture.

Dès que les lipoprotéines à densité légère (LDL) se trouvent en excès dans le sang, ces molécules ont tendance à se déposer sur la paroi des vaisseaux. Le risque d'athérosclérose menace.

Normalement, un mécanisme de régulation règle avec précision les fluctuations éventuelles du niveau des lipides dans le sang. Si l'alimentation apporte trop de cholestérol, les enzymes du foie s'arrêtent d'en synthétiser de nouveaux. En revanche, un apport pauvre en matière grasse oblige l'usine hépatique à augmenter sa production de cholestérol.

Il existe une quatrième famille de lipoprotéines à haute densité (HDL). Leur fonction consiste à assurer le retour au foie du cholestérol libéré par les cellules de l'organisme. En cours de route, ces poids lourds ramassent toutes les molécules de cholestérol rencontrées et elles seules. Leur dévouement nous met à l'abri des sursauts du niveau des lipides sanguins. C'est pourquoi, ils présentent une densité élevée et sont considérés comme du «bon cholestérol».

FIGURE 18

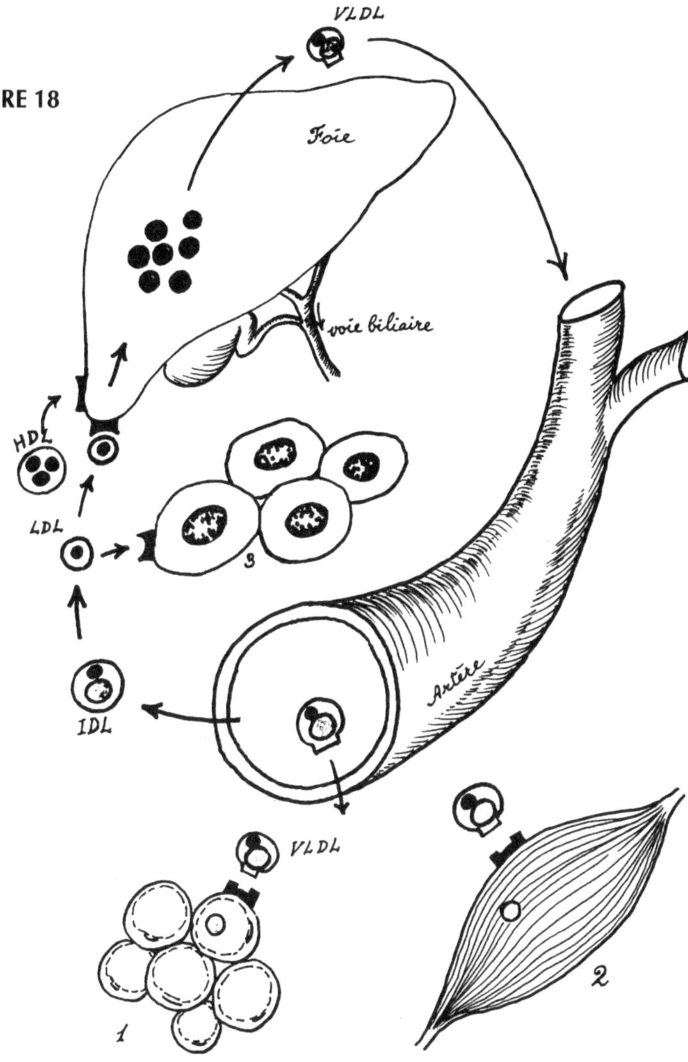

Chaque molécule de lipoprotéine contient aussi certaines vitamines liposolubles dont le rôle est de la protéger de l'oxydation. Une LDL par exemple renferme plusieurs molécules de vitamine E et des dérivés de vitamine A.

En leur absence, l'oxygène brûle les acides aminés de la lipoprotéine, fait rancir ses acides gras. La LDL endommagée devient incapable de se fixer sur son récepteur. Ce qui fait qu'aucune cellule n'arrive à l'identifier ni à le capter. Devenue orpheline, elle erre au hasard et finit par se décanter. En tombant sur la paroi des artères, elle se couche parmi les cadavres de ses soeurs qui ont connu le même destin. Le dépôt tend à s'épaissir. Devant un tel drame, nos vaillants globules et nos plaquettes sanguins ne pourront jamais rester les bras croisées. Leur riposte ne fait pas attendre. Elle risque d'empirer la situation en formant un obstacle à la circulation.

CHAPITRE XIX

CETTE MASSE DE GRAISSE NOMMEE CERVEAU

I - UN ORGANE GRAS POUR PENSER

Les 4 substances de base qui composent la vie sont les protéines, les sucres, les lipides et les acides du noyau cellulaire (acides nucléiques). Ces molécules construisent la structure du vivant soit sous leur forme simple, soit en se combinant les unes aux autres.

Il en résulte des substances mixtes comme par exemple :
- les lipoprotéines (lipides + protéines).
- les glycolipides (glucides + lipides).
- les glycoprotéines (glucides + protéines). Etc.

Même l'ADN qui porte le code génétique présente lui-aussi une nature mixte faite de protéines, de sucre (ribose), d'acides nucléiques et de bases.

Pour une raison qui nous échappe encore, les graisses entrent dans plus de 50 % de la masse du cerveau. C'est à croire que notre machine à penser à besoin d'être perpétuellement lubrifiée. Mais il ne s'agit pas de n'importe quel lipide. Pour leur habillement, nos neurones doivent tisser, avec le concours d'une armée de cellules spécialisées, une série de graisses complexes. D'autre part, la transmission des ondes électriques et des messages chimiques nécessitent une grande consommation d'énergie.

Pour cette raison, les cellules nerveuses se dotent d'une machinerie perfectionnée pour générer le courant en se servant de glucose et d'acide gras comme carburant. Pratiquement, le cerveau fonctionne sans arrêt, et encore plus pendant le sommeil. Grosso modo, sa puissance électrique équivaut à une vingtaine de watts par jour, 25 W s'il commence à rêver. De tous les organes, c'est le système nerveux qui consomme le plus d'énergie.

Bien qu'il ne représente que 2 % de notre poids corporel, il accapare à lui seul 1/5 de la quantité d'oxygène fournie par la respiration, soit 50 millilitres par minute, voire plus au cours d'un exercice physique. Seule cette boulimie énergétique lui donne le moyen de maintenir à la surface de sa membrane un potentiel efficace qui anime les ions et la propagation des ondes. Imaginons que l'on mette en marche au même moment tous les moteurs des voitures d'une ville, sous prétexte de faciliter leur départ.

La totalité de nos neurones doivent se tenir prêts, car ils peuvent être sollicités à tout instant. Une dépense énergétique aussi coûteuse doit avoir lieu sur des milliards et des milliards de cellules nerveuses. Penser ou pas,cela nous coûte toujours cher, alors,pour le même prix, il vaut mieux réfléchir.

Curieusement, nous connaissons à peine ces graisses complexes du cerveau. Jusqu'à présent, le dogme nous enseigne que les lipides ne servent qu'à la production de la chaleur ou de l'infarctus...

A présent, la science de la graisse, la lipidologie, découvre un filon insoupçonné de molécules grasses. Il s'agit là d'une foule de graisses combinées, qui font partie même de la machinerie cellulaire. Aucun édifice vivant ne peut se structurer sans la participation de cette substance obscure et indispensable. Aussi paradoxal que cela puisse paraître, la menace pèse bien plus lourdement sur un organisme manquant de graisse que sur celui qui en a trop !

II - COKTAIL D'ALCOOL, DE GRAISSE ET DE PHOSPHORE

Que ce soit une cellule nerveuse ou pas, elle bâtit son édifice en utilisant des briques faites de matière grasse. L'élément essentiel est un glycérophospholipide.

Par sa complexité, cette molécule joue à la fois le rôle de béton armé et de réservoir de matière première. Elle assure la cohérence des membranes cellulaires et fournit au besoin ses unités pour la fabrication de enzymes, des hormones, des signaux chimiques, du matériel de défense....

Chaque molécule de glycérophospholipide se compose de glycérol, d'acide gras et de phosphore. Ce trio forme un noyau sur lequel se fixent diverses antennes (éther, ester...) et des têtes polaires qui se lient ou résistent à l'eau selon ses besoins. Elles peuvent aussi céder ou recevoir des atomes ou des molécules venant d'une autre substance. Chimiquement parlant, ces graisses sont polyinsaturées.

L'ensemble confère à la membrane des propriétés viscodynamiques nécessaires à sa stabilité, à sa souplesse et à sa perméabilité sélective. La cellule peut ainsi laisser entrer, ou sortir, uniquement les substances qu'elle désire (endocytose et exocytose).

Des micro-ondes émises par ses antennes la renseignent en permanence sur tout ce qui se passe à l'intérieur et à l'extérieur.

C'est à ce prix qu'elle réalise sa propre unité laquelle doit s'accorder à son tour à l'activité générale de l'organisme.

La diversité des constituants explique que la famille des phospholipides compte de nombreux membres. Chacun d'eux occupe un poste clé dans l'usine cellulaire. Certains ont 2 atomes de phosphore au lieu d'un seul. Etant doublement énergétique, ils sont affectés à la production de l'énergie, dans la fournaise même des mitochondries.

D'autres graisses complexes comme la sphingomyéline, les glycolipides, les phosphatidyl-inositols... organisent les cloisons et la compartimentation fonctionnelle dans l'enceinte de la cellule. Délimitant ainsi l'usine en de multiples ateliers spécialisés. Chacun assume une partie du programme commun.

Etant donné sa structure ramifiée hérissée d'une chevelure de tentacules (les dendrites), avec une queue (l'axone) pouvant atteindre plusieurs centimètres de long, cette architecture impose au neuronne un mécanisme de transport particulièrement compliqué entre ses différents secteurs. Ce qui l'oblige à bâtir un grand réseau de canalisation, à l'entretenir continuellement.

Les matériaux de choix de ce chantier permanent ne peuvent provenir que des lipides complexes. Ces phospholipides appartiennent tous à la grande famille des glycolipides.

La sphingomyéline est une graisse vitale pour la santé du cerveau; grâce à un de ses composants, la sphingosine, qui n'est autre qu'un alcool supérieur. C'est lui qui préserve les nerfs de l'assaut des substances agressives (oxygène, déchets, radicaux libres...). Ces phospholipides enveloppent ainsi les longues fibres nerveuses dont ils assurent la protection, la nourriture et la vitesse de transmission des ondes électriques. Les graisses sont le trésor et l'âme de nos neuronnes.

III - PS ET PC LA MAIN DANS LA MAIN

Le club des PS de la cellule compte parmı ces ardents militants des phospholipides à sérine, tandis que ceux du club des PC sont à choline. Par leur nature, ces graisses sont de gauche !

En effet, elles dévient la lumière vers le côté gauche de l'observateur (architecture lévogyre). Curieusement, presque toutes les molécules vivantes sont lévogyres. Seules les substances artificielles synthétisées par la chimie sont dextrogyres. Elles orientent donc la direction de la lumière vers le côté droit. Mais elles se montrent moins actives. C'est à croire que le Créateur de la Vie aimait les gauchers. Rien d'étonnant donc de voir, sur le plafond de la chapelle Sixtine, la main gauche d'Adam s'animer sous l'index droit de Dieu.

Michel-Ange l'avait déjà pressenti.

A quoi sert le groupe des PS ? Cette graisse (la Phosphatidyl Sérine) constitue le centre de gravité de la membrane. Lors des mouvement de la cellule, elle rétablit l'équilibre par sa fluidité et sa densité. Elle est aussi le point d'ancrage des enzymes qui s'appuient sur ce soc visqueux consolidé par des atomes de calcium. Par ce biais elle active la production de l'énergie (ATP) et de la thrombine qui nous protège du saignement.

Le groupe des PC s'infiltrent partout. Ces Phospholipides à Choline sont les véritables banquiers des neurones. La choline qu'ils cèdent aux enzymes sert à élaborer des neurotransmetteurs, telle l'acétylcholine dont les circuits fonctionnent à plein rendement dans toutes les actvités mentales.

Les enzymes empruntent aussi l'acide arachidonique de la réserve.

Elles le transforment en messager ou en arme chimiques en cas d'agression. Par son intermédiaire, elles rallient les facteurs de croissance. Ensemble, ils dirigent le développement et la réparation des circuits nerveux.

A l'échelle locale, ces graisses orchestrent en sensibilisant ou en atténuant les réactions d'un groupe de cellules voisines. Elles bénéficient pour cela de l'étroite collaboration de leurs enzymes personnelles, et parallèlement du dévouement des PC... En biologie, tout le monde doit s'unir afin que s'épanouisse la vie.

IV - UNE SEULE GRAISSE NOUS MANQUE ET TOUT EST DÉPEUPLÉ

Les phospholipides interviennent dans tous les domaines de la vie cellulaire. Ces graisses insaturées sont réclamées par l'ensemble des tissus, et encore plus par le système nerveux central.

La transmission des messages chimiques et électriques à l'intérieur ou à l'extérieur des neurones, le processus de la défense, de la réparation, de la stimulation hormonale, de la production des enzymes, de l'énergie... dépendent de la qualité et de la compétence de ces lipides combinés. Ce qui explique pourquoi le cerveau se montre si friand de ces corps gras. Si l'apport ne répond pas à ses dépenses, alors, il les fabrique dans son atelier destiné uniquement à produire ces glycolipides. Il s'agit de l'appareil de Golgi.

Les graisses une fois produites gagnent la surface des membranes en 3O minutes, prêtes à remplir leur fonction. Exigentes et méticuleuses, les cellules nerveuses préfèrent fabriquer elles-mêmes leurs lipides. Environ 3O % de ces graisses complexes sont synthétisées soit par le neuronne, soit par ses innmobrables serviteurs (les astrocytes). Le reste des phospholipides proviennent de l'alimentation.

Etant donné l'importance de sa mission, chaque molécule de glycolipide doit occuper une place stratégique au sein de la cellule. En général, le corps gras de la molécule s'enracine dans le feuillet de la membrane, laissant flotter en surface ses antennes de sucre pour recueillir les informations ou pour capter des vitamines. L'acide folique par exemple est une vitamine indispensable au développement des cellules nerveuses, son pénétration dans la cellule ne se fait que grâce à un récepteur particulier confectionné à partir d'un glycolipide. Il va de soi que l'organisme doit subvenir sans cesse à ces besoins urgents.

Car ces graisses sont extrêmement fragiles. Brûlées par l'oxydation, elles rancissent vite, exigent une réparation permanente. Nos enzymes enlèvent les phospholipides usés ou endommagés, les remplacent par des molécules fraîches.

L'intestin, le foie, le pancréas, les glandes endocrines et même l'os... sont ainsi chargés de trouver de nouvelles sources d'approvisionnement. Prélever les graisses de qualité que renferment les aliments représente un souci quotidien du tube digestif, puisque son bon fonctionnement, sinon sa vie, sont à la merci de ces phospholipides. Aucun mécanicien ne se permet de réparer sa machine avec des pièces usées, et à plus forte raison le cerveau.

Par sa nature donc, c'est en se comportant en fin gourmet que notre système nerveux développe au mieux ses facultés pensantes !

Le cerveau en mutation (voir figure page suivante)

L'astrocyte (S) est la nourrice dévouée de nos cellules nerveuses. Ses tentacules entourent tous les capillaires (C) qui irriguent le cerveau. Ils tissent autour de ces vaisseaux une double membrane de protection, la barrière hémato-encéphalique.

Les astrocytes prélèvent du milieu sanguin des substances nutritives (glucose, acides gras, acides aminés, calcium...). Ils les élaborent avec soin avant de les donner à manger à nos neurones.

Au niveau de la jonction, ou synapses (1), reliant 2 cellules nerveuses, les ramifications de l'astrocyte règlent la circulation des ions et des neurotransmetteurs (ponts noirs).

Ainsi, le message chimique venant du neurone A, une fois capté par son récepteur (R), est instantanément converti en courant électrique (e) par le neurone B.

Chaque récepteur est une molécule de protéine. Sa forme doit répondre avec précision, comme une sorte de moule en négatif, à la configuration du neuro-transmetteur qui lui est destiné.

L'axone (2) constitue la longue queue du neurone. Etant donné sa taille dépassant parfois plusieurs centimètres, il apparaît très vulnérable et nécessite une constante protection. C'est pourquoi, il est entouré par une gaine vitale de phospholipides, la myéline.

Cette graisse précieuse le nourrit, le met à l'abri de l'oxydation, et en même temps favorise l'acheminement des ondes électriques qui parcourent en sauts de puce toute sa longueur.

Grâce à ces graisses complexes, la conduction des messages électriques le long des fibres nerveuses ténues s'accomplit avec une vitesse efficace, sans perte d'énergie ni dégagement de chaleur. Sans la myéline, notre système nerveux devra recourir à des câbles de plusieurs centimètres de diamètres pour réaliser la même performance. La substance grise et la substance blanche du cerveau sont en majeure partie composées de graisses spécialisées. Cette matière première se montre particulièrement fragile devant l'assaut permanent de l'oxygène et des radicaux libres. Nos enzymes les réparent jour et nuit. Leur fournir des matériaux de qualité (vitamines, oligo-éléments, acides gras polyinsaturés, protéines...) est la moindre obligation de notre part.

A la naissance, le poids du cerveau ne dépasse pas 400 grammes (D). Ce poids sera doublé dès la deuxième année (ligne pointillée).

FIGURE 19

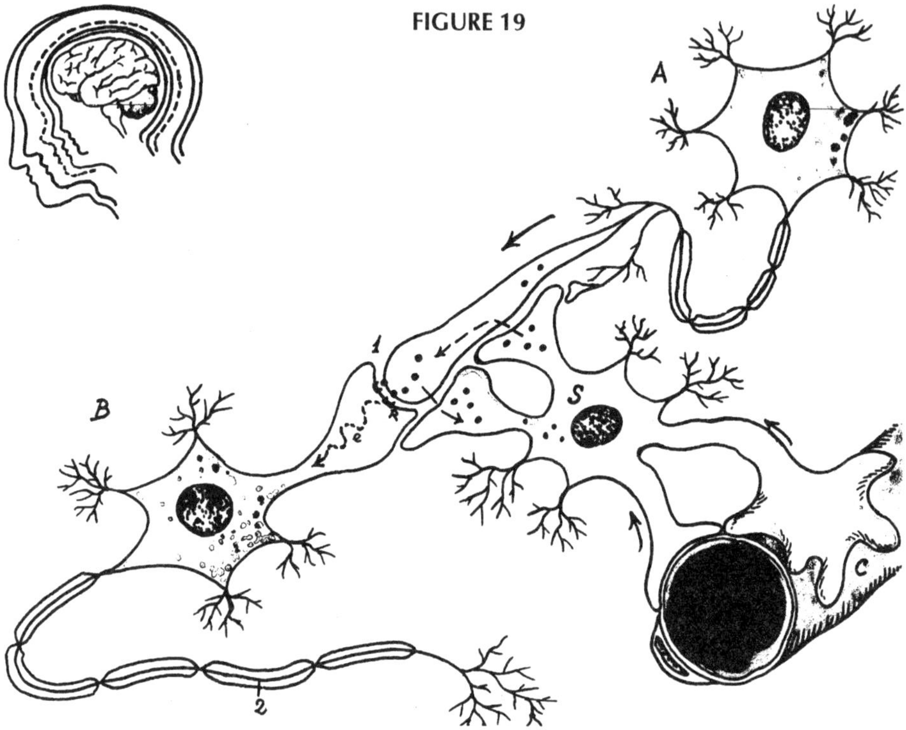

Il mettra ensuite une vingtaine d'années pour tripler sa masse, soit environ 1,5 kg pour un homme de 65 kg. Chaque neurone poursuit son développement évolutif et fonctionnel, façonné par la dynamique de l'environnement diététique et culturel.

L'organisation du cerveau exige la participation des leucines et isoleucines. Ces acides aminés fonctionnent comme des «fermetures éclair» qui veillent sur l'exécution harmonieuse du programme génétique. Pour tout le monde, et surtout chez l'enfant, la femme en période de grossesse ou d'allaitement, la personne âgée, convalescente...

l'alimentation doit apporter la ration recherchée de protéines, de phospholipides et d'acides gras insaturés indispensables au renouvellement quotidien des molécules usées du système nerveux central.

CHAPITRE XX

INCONTOURNABLES ACIDES GRAS

I - DES GRAISSES SUR MESURE

Nos cellules exploitent les acides gras comme des briques pour bâtir leurs membranes lesquelles servent de points d'appui au travail des enzymes. D'autre part, les acides gras représentent un précieux carburant que les microcentrales, nos mitochondries, convertissent en énergie. Car chaque molécule, qui est un assemblage d'atomes, est capable de libérer des protons lors de la combustion. Ce qui permet à la cellule de les canaliser en courant d'énergie.

Paradoxalement, les acides gras comportent une certaine toxicité. Si bien que l'organisme doit sans cesse s'entourer de multiples barrières de sécurité afin de pouvoir manipuler cette substance à la fois indispensable et dangereuse.

Pourquoi la vie a-t-elle choisi des molécules aussi peu commodes ? Tout simplement parce que les acides gras sont pratiquement les seuls à pouvoir former spontanément des petites billes creuses (ou vésicules) dans un liquide.

Par cette propriété, l'intérieur de chaque sphère se retrouve isolé du milieu extérieur. Les deux espaces ne peuvent donc se communiquer qu'à travers la membrane constituée par des molécules d'acides gras. Tout va désormais se jouer au niveau de cette interface visqueuse. Ainsi devient-elle la frontière entre la vivant et l'inerte, entre l'enceinte intracellulaire et l'environnement extracellulaire, entre le soi et le non-soi.

Grâce à leur arrangement physique, les molécules d'acides gras, en formant des bulles, ont dressé la limite de la vie. Il leur reste maintenant à la perfectionner en y incluant des molécules de cholestérol, de sucres, de protéines... qui consolident la barrière, lui dotent de pompes, de canaux, d'antennes, de récepteurs, de moyens de défense, et même de marques d'identité.

Loués soient les acides gras ! Sans eux, aucune cellule ne pourra se structurer ni s'habiller, ni avoir de quoi vivre.

La nécessité absolue de disposer suffisamment de graisse impose à nos cellules d'en fabriquer abondamment, et surtout en plusieurs milliers de variétés différentes. On les classe généralement en glycérides, phospholipides, sphingolides... Ces substances comprennent des sous-groupes et des sous-types. Mais tous renferment selon les cas un, deux, trois ou plusieurs acides gras. Une molécule de triglycéride est lié à 3 acides gras. Elle devient diglycéride, puis monoglycéride en perdant successivement 1 puis 2 acides gras.

Une exception cependant, le cholestérol qui appartient à la classe des stérols ne contient pas d'acide gras. Mais pour circuler dans le sang, son transporteur (la LDL) lui colle un compagnon de voyage qui n'est autre qu'un acide gras.

L'organisme se méfie terriblement de ce redoutable duo. Il les oblige donc à voyager ensemble, l'un enchaîné à l'autre, soigneusement enfermés dans leur wagonnette. Sécurité oblige. Ils ne se sépareront que dans l'usine cellulaire, chacun escorté vers son propre destin, toujours sous la garde vigilante des enzymes.

Le cholestérol, semblable à une perle, va orner la membrane cellulaire ou devenir une puissante hormone ou un acide biliaire. Tandis que l'acide gras servira de brique de construction. Souvent, il sera tout simplement brûlé comme un banal combustible.

II - LE VISAGE MI-ANGE-MI-DEMON DES LIPIDES

La Nature dans sa générosité met à notre disposition une foule considérable d'acides gras. Les uns sont des longues chaînes comprenant plus de 20 atomes de carbone. D'autres ont une longueur plus modeste.

Chaque atome de carbone possède 4 crochets qui permettent à la mo lécule de se lier avec l'hydrogène, l'oxygène ou d'autres atomes...

Si tous les crochets sont déjà occupés par la fixation des atomes étrangers, on dit que l'acide gras est saturé. Il ne peut plus fixer d'autres atomes. A l'inverse, lorsque plusieurs crochets restent encore libres, ils ne demandent qu'à s'aggriper aux atomes qui se présentent. L'acide gras est dans ce cas polyinsaturé.

Certains acides gras ne s'arment que d'un crochet libre, ils ne peuvent retenir qu'un atome vagabond, ils sont dits monoinsaturés.

La situation ressemble à un parc dont les bancs sont de différentes tailles. Quand le promeneur fatigué arrive devant un banc tout occupé, le banc est dans ce cas saturé. Un peu plus loin, il trouve un autre vide. Le deuxième banc est polyinsaturé, car plusieurs personnes peuvent y prendre place. A côté, un 3e banc n'a qu'une place libre. il est monoinsaturé.

Nos artères doivent retenir cette notion chimique afin de préserver leur santé. De leur âge dépend aussi la nôtre.

Les acides gras saturés comportent en effet moins de souplesse.

Ils sont loin d'avoir le dynamisme de leurs frères insaturés. Par conséquent, une membrane trop riche en éléments saturés se montre plus rigide. Elle s'essouffle, répond moins vite aux sollicitations du milieu ambiant.

Du coup, la baisse de la vitalité limite sa marge de manoeuvre, et par là ses degrés de liberté. Alourdie par le poids des graisses saturées qui ont tendance à se solidifier, la cellule perd son agilité. Elle s'adaptera moins bien. Parallèlement, ses membranes ne vibrent ni ne résonnent en accord. Les fréquences émises s'embrouillent, désorganisent les messages à transmettre. Cela s'avère particulièrement grave dès que la perturbation concerne les neurones. Or, en cas de déséquilibre, les premières victimes sont justement les cellules nerveuses.

III - NI TROP NI TROP PEU

Il va de soi que la membrane doit respecter une proportion précise entre ses divers acides gras. L'excès de molécules saturées fait perdre sa souplesse. En revanche, trop d'acides insaturés ramollit, voire liquéfie, sa structure. Entre ses deux extrêmes, la cellule organise son équilibre en incorporant uniquement les éléments qui lui conviennent. Un travail continu, délicat, à condition qu'on lui laisse le choix, en lui poposant une alimentation variée.

Un régime comportant trop de graisse animale, saturée donc, prive forcément l'organisme des acides gras polyinsaturés. A l'inverse, un menu sévère, à base de salade à l'huile de parafine, lui supprime toute chance d'acquérir les acides gras de la viande qui sont tout aussi indispensables. L'idéal pour la cellule serait de marier les contraires. Elle sait parfaitement le faire.

Un autre problème non moins sérieux est celui de l'approvisonnement. Notre corps peut certes synthétiser de nombreux types d'acides gras. Mais il ne peut absolument pas fabriquer l'acide linoléique ni l'acide alpha-linolénique. Malheureusement, ce sont précisément ces deux acides gras essentiels que réclame à corps et à cri le cortex.

Dans la nature, seuls les végétaux supérieurs se réservent le monopole d'en produire. Puis, ces acides subissent à leur tour la transformation en d'autres dérivés polyinsaturés. Une simple cuillerée d'huile de colza, de noix ou de soja en apporte la ration journalière recherchée. Ces huiles renferment une teneur intéressante en acides linoléique et alpha-linolénique.

Par contre, l'huile d'olive et de maïs en contiennent moins, mais beaucoup plus d'acide oléique qui est monoinsaturé. La carence en acide gras alpha-linolénique met nos neuronnes mal à l'aise. Cela peut devenir dramatique quand il s'agit de nourrissons prématurés.

Car l'insuffisance en acide alpha-linolénique retarde le développement du cerveau. Les circuits nerveux se désorganisent, si la matière première se raréfie. Dieu merci, le foetus prélève d'instinct ce précieux acide du sang maternel. Il l'emmagasine dans son tissu graisseux et l'utilise avec parcimonie.

Curieusement, l'huile de colza, en dépit de sa grande valeur diététique, était à l'origine inconsommable à cause de la présence de l'acide érucique qui est toxique. Depuis, on a réussi à obtenir des souches hybrides O dépourvues de cette substance indésirable.

Une autre charge pèse en outre sur le dos de l'acide alpha-linolénique. Il assiste en effet les enzymes du cerveau dans la génération de l'énergie nécessaire aux activités mentales. De nombreux travaux concernant cet acide gras irremplaçable, dont ceux des équipes de J. M. Bourre et de G. Durand, confirment son rôle crucial dans les facultés d'apprentissage et de perception sensorielle.

IV - LUEURS SUR L'ATHEROME

L'infiltration de la paroi artérielle par une couche de graisse (l'athérosclérose), frappe un homme sur 5 dans les pays industrialisés. On a tenté de lier ce risque au mode alimentaire, mais il semble que la graisse ingérée n'ait pas le même effet sur tous. Devant une ration donnée, chacun de nous réagit différemment.

Un régime pauvre en acide gras ne réduit pas forcément le cholestérol sanguin, inversement un régime riche en graisse ne l'élève pas toujours. Le New England Journal of Medicine (28-3-91) qui a publié ces travaux des équipes de Kern et de MacNamara est loin d'être un bulletin de gastronomie.

En effet, certaines personnes absorbent peu de graisse. Leur enzyme intestinale, l'acyltransférase, chargée de lier le cholestérol à l'acide gras, n'en accepte qu'un taux déterminé. Le tube digestif élimine le reste. Au niveau du foie, les enzymes arrêtent la synthèse du cholestérol dès qu'abonde l'apport alimentaire. Mais ce mécanisme régulateur ne fonctionne efficacement que chez 70 % des gens.

Pour des raisons génétiques, 30 % des sujets ne bénéficient pas de ces barrières de sécurité. Leur lipidémie tend à grimper, même si leur ration ne dépasse pas celle des autres.

Ce phénomène a pu être reproduit chez les animaux de laboratoire dont les individus susceptibles accusent jusqu'à 10 fois plus de lipides dans leur sang ! Ces études prouvent qu'il est prématuré d'avancer qu'un régime pauvre en graisse est salutaire à tout le monde. Nous ne sommes pas plus égaux devant le cholestérol que nous ne le sommes devant le sucre ou les médicaments dits amaigrissants.

Plus inattendu encore, les sujets fragiles peuvent présenter au niveau de la paroi interne (endothélium) de leurs artères des substances anormales capables de fixer la graisse circulante. Devenue immobile, la graisse s'oxyde rapidement et devient toxique. L'anomalie alerte aussitôt les globules blancs responsables de notre protection. Alors les macrophages entrent en scène. Ces globules blancs jouent le rôle d'éboueur. Ils nettoient, avalent, se gorgent de graisse indésirable. Souvent, ils ne digèrent qu'à moitié ces corps gras rancis. Ces derniers se vengent en paralysant leurs prédateurs.

Résultat, les macrophages gloutons, frappés d'indigestion, s'en dorment sur place. Ils s'enfoncent même dans la paroi des artères pour mieux ronfler. On conçoit le danger d'une telle situation. Les autres lipides du sang,et en particulier les lipoprotéines de densité légère s'y accumuleront. Puis sera le tour des plaquettes, des globules blancs... qui, malgré leur bonne intention, hâtent l'encrassement de la paroi artérielle. Certes, tous les athéromes ne se forment pas ainsi. Mais quelle que soit la cause initiale (tabac, diabète...), ce mécanisme intervient toujours en tant que complice.

UNE DENTELLE DE GRAISSE POUR HABIT (VOIR FIGURE PAGE SUIVANTE)

L'enveloppe qui protège nos cellules est extrêmement mince, mais très stable. Son épaisseur atteint à peine 7 milliardièmes de mètre. Cette membrane présente une viscosité légèrement supérieure à celle de l'huile, dotée néanmoins d'une rigidité suffisante lui conférant une morphologie dynamique. Elle n'est nullement une cloison inerte. Elle vit, assume des réactions biochimiques complexes nécessaires à la communication et à la détection de l'ennemi. C'est pourquoi, notre première ligne de défense s'use vite. Elle exige des réparations permanentes.

En fait, les diverses fonctions des différents compartiments de la cellule sont étroitement liées à la structure de leur membrane et aux propriétés des protéines qui y sont incorporées.

L'architecture fondamentale de la membrane cellulaire se compose de deux feuillets de graisse. Ce sont les molécules d'acides gras qui se groupent en deux couches superposées. Chacune d'elles présente un tête volumineuse (1 en sphère jaune) munie de deux queues (2) formées d'atomes de carbone et d'hydrogène.

La tête des acides gras peut se lier aux molécules d'eau. Elle est donc douée de propriété hydrophile. Les queues sont au contraire hydrophobes. Elles refusent de se mouiller, et restent éloignées des moléules d'eau. Ces propriétés contradictoires sont capitales pour la vie. Dans un environnement biologique aqueux, les acides gras édifient spontanément une membrane à doubles feuillets. Leurs têtes hydrophiles se tournent vers l'extérieux et vers l'intérieur de la cellule. Tandis que leurs queues hydrophobes sont disposées dans la direction opposée à l'eau. Elles se localisent à l'intérieur de la bicouche.

Ces molécules ne constituent absolument pas un assemblage statique. Ils s'agitent sans cesse, animés de mouvements leur permettant de se promener librement à la surface de la cellule. Il en est de même pour les diverses protéines (A, B et R) incrustées dans cette double dentelle.

L'énergie dont elles ont besoin pour se déplacer est d'origine thermique. Un courant de protons se propage des mitochondries, les réchauffe, leur donne une âme.

Ces protéines orientent aussi leurs bouts hydrophiles vers les milieux extracellulaire et intracellulaire. Par contre, leur partie centrale, hydrophobe, reste au contact avec l'épaisseur de la membrane.

Les protéines membranaires ont de multiples tâches à accomplir.

FIGURE 20

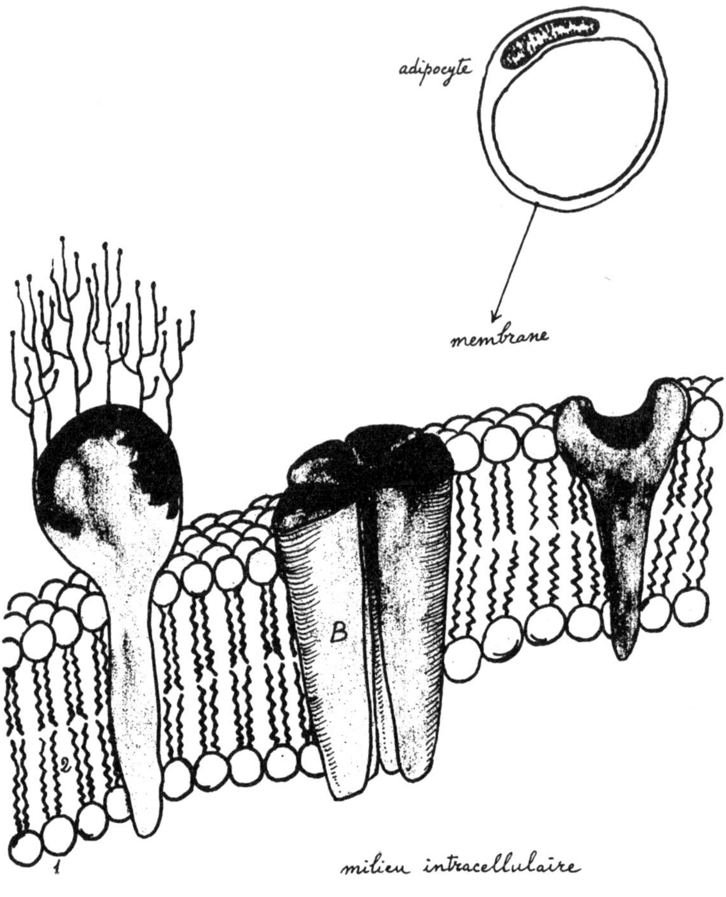

Certaines fonctionnent comme des canaux (B) par lesquels pénètrent ou sortent des substances soigneusement triées. D'autres molécules de protéines actionnent comme des pompes. D'autres encore se chargent de repérer et capter telle ou telle molécule noyée dans une foule de produits différents. Il s'agit là des récepteurs (R) qui jouent le rôle d'hôtesse. Ils introduisent le messager ou le nutriment dans la cellule, le conduit à l'adresse indiquée. Puis le récepteur sera revisé, réparé, remis à neuf. Une fois recyclé, il retournera à nouveau vers la membrane pour être réutilisé. De l'économie avant tout. La membrane cellulaire n'aime pas les produitts jetables.

D'autres protéines (A) servent à définir notre identité sanguine, tissulaire, moléculaire. Le Moi biologique y est inscrit. Des chevelures de sucres les coiffent aussi. Ce dispositif se charge de notre sécurité. Leurs antennes nous renseignent continuellement. La maladie résulte souvent d'un défaut de communication. Toute désorganisation du système affaiblit notre défense biologique.

CHAPITRE XXI

GROSSIR GRÂCE AUX MÉDICAMENTS

I - DES MOLECULES AUX MULTIPLES FACETTES

La matière, qu'elle soit vivante ou inerte, présente une structure à complexicité croîssante. Les particules énergétiques s'asssemblent pour former l'atome. Les atomes bâtissent la molécule, les molécules la cellule, les cellules le tissu ou l'organe. L'ensemble des ces derniers donnent naissance à un corps humain.

Illustrons ce processus par l'image suivante. Si nous comparons une maison à une molécule, les briques qui la composent seraient des atomes, tandis que les sables de la brique des particules. Puis les maisons se groupent en quartier, et les quartiers en ville.

Une molécule de cholestérol, ou d'acide gras, est donc composé d'un nombre exact d'atomes arrangés selon un plan déterminé. Cette notion qui nous paraît logique a pourtant nécessité près de 4 siècles de tâtonnements avant d'être admise.

En 163O, un abbé érudit, Pierre Cassend, s'intéressa beaucoup à l'astronomie, aux sciences physiques et mathématiques. Notre religieux qui étudia beaucoup plus la science que la théologie, avait la conviction que le monde était composé d'atomes. En effet, selon le principe énoncé par les philosophes de l'Antiquité, l'unité élémentaire de tous les êtres, l'atome, constitue une entité que l'on ne peut jamais couper, d'où le mot «atomos» qui signifie en grec «impossible de diviser».

Aussi Gassend forgea-t-il le concept de «molécule», qui veut dire «petite masse» (du latin moles: masse). Sa théorie enseigne que ce constituant de la matière est composé à son tour d'atomes d'une seule et même essence. On ne savait pas encore qu'il existait différentes sortes d'atomes. Au cours des siècles suivants, les savants ont toujours rêvé de voir à quoi ressemblait la molécule.

A la Royal Society de Londres, R. Hooke croyait la contempler sur une mince lame de liège examinée au microscope (1665). Alors il nomma «cellules» les «petites chambres» observées. Cellules ou molécules ? Chaque camp avait ses défenseurs. La confusion régnait pendant un siècle.

Buffon en 1749 mit fin à la querelle. Sous la lumière des bougies qui éclairaient son microscope, il examina lame après lame les différents tissus prélevés, décrivit des «molécules organiques», lesquelles seraient composées «d'atomes vivants».

Absorbées au cours de la nutrition, ces molécules reçoivent de l'organisme «l'empreinte d'un moule intérieur». Alors elles deviennent aptes à se rassembler pour former de nouvelles molécules vivantes, semblables à celles de l'organisme. Ainsi, la nourriture assimilée se transforme-t-elle en une parcelle de nous-mêmes. La dynamique des systèmes complexes facilite ainsi l'adaptation, réalise la meilleure assimilation de l'environnement.

Cette vision géniale, Buffon l'avait décrite dans le tome II de son «L'Histoire naturelle», presque 250 ans avant la découverte des molécules chaperons qui moulent justement nos enzymes pour leur conférer une spécificité fontionnelle. Sans cela, ces enzymes ne seraient que des ficelles de protéines inertes dépouvues d'efficacité, incapables d'initier les moindres réactions biochimiques.

Il arrive que certains produits toxiques ou des médicaments non tolérés se révèlent capables de déformer ces «moules». Dès lors, les enzymes mal éduquées perdent leur savoir-faire. Elles se trompent et remplissent incorrectement leur mission.

Au sein de la mitochondrie, par exemple, où les enzymes doivent normalement convertir le glucose et l'acide gras en chaleur, elles exécutent mal leur travail, dérèglent le mécanisme de la thermolyse. Le sujet atteint se montre alors incompétent à lutter contre le froid, il libère peu d'énergie, tend à accumuler sa réserve. L'obésité s'installe insidieusement, en dépit d'une ration alimentaire tout à fait équilibrée.

Tantôt, les effets secondaires des médicaments affectent les centres de la faim. Tantôt, ils étouffent ceux de la satiété. Ces derniers sécrétent normalement la cholécystokinine (CCK), une hormone qui coupe la faim. Les centres de la satiété, freinés par l'émotion ou par des substances chimiques, n'arrivent plus à limiter la sensation de la faim au moyen de leur CCK. Résultat: un appétit inexpliqué, la boulimie éclate...

Parfois, les enzymes droguées désobéissent. Elles amassent une quantité excessive de graisse tout en bloquant la dépense. Elles encouragent même les globubes blancs et les cellules graisseuses à produire l'hormone de croissance et la prolactine qui sont normalement élaborées par l'hypophyse. Ces aberrations ne peuvent qu'aggraver le stockage des lipides.

II - DE L'EFFET DESIRE A L'EFFET INDESIRABLE

Nous savons aujourd'hui que les hormones sexuelles et surrénaliennes, ainsi que la pilule contraceptive induisent l'obésité chez certains sujets. Inversement, le tissu graisseux peut aussi dénaturer les hormones, voire détourner leurs propriétés à son profit. Dans un tel contexte, la genèse de la graisse dépasse la possibilité de sa conversion en chaleur.

Les estrogènes ont tendance à provoquer la multiplication des préadipocytes (hyperplasie). Parallèlement, les dérivés de cette hormone et la progestérone favorisent la maturation des cellules graisseuses et font accroître leur taille (hypertrophie).

La noradénaline, libérée par les nerfs sympathiques, exerce en principe une action contraire. Elle stimule la thermolyse, mais presque uniquement au niveau du tissu graisseux abdominal, de plus son efficacité est limitée chez la femme ménopausée.

Les androgènes ralentissent la maturation des adipocytes. Chez la femme, les ovaires et les surrénales synthétisent ces androgènes que le foie, la peau et le tissu graisseux transforment ensuite en estrogènes. Ce tour de passe-passe est réalisé par des enzymes (les aromatases), qui s'allient avec le cortisol pour travestir les hormones mâles en hormones femelles.

Contre toute attente, l'ensemble de nos adipocytes représente la source principale des estrogènes. Leur concentration dans les cellules graisseuses est même supérieure à celle du sang. Selon l'importance de l'obésité, la réserve des graisses en estrogènes peut dépasser de 50 fois celle contenue dans le sang. Elle atteint plus de 300 fois dans les cas extrêmes. Vu sous cet angle, le tissu graisseux se comporte comme une véritable glande endocrine. Près d'un tiers des estrogènes circulant dans la sang provient du tissu graisseux ! On conçoit que tout médicament à base hormonale est susceptible d'encourager la division des adipocytes, lorsqu'il n'est pas toléré par l'organisme. Les effets secondaires se manifestent d'autant plus vite que l'obésité préexiste déjà. Mais tout redevient dans l'ordre après l'amaigrissement ou le changement du produit en cause. Si l'obésité persiste, le pancréas réagit souvent en libérant plus d'insuline, surout quand il doit faire face à un appétit féroce. L'excès alimentaire déséquilibre le contrôle du cerveau. Alors l'hypophyse répond à coups d'ACTH qui engendrent à leur tour la sécrétion des androgènes surrénaliens. Le cercle vicieux aggrave davantage l'embonpoint.

Comme une soeur jumelle, la structure de l'insuline ressemble étrangement à l'hormone de croissance. Toutes les deux naissent d'une même préhormone-mère. L'insuline peut tromper le fiancé de sa soeur, se lie à un récepteur de l'ovaire normalement destiné à l'hormone de croissance. L'adultère attise la synthèse des androgènes. La confusion générale qui règne entre les hormones profite énomément aux adipocytes. Leurs enzymes exploitent habilement les unes et les autres pour stocker davantage.

Curieusement, les muscles inversent aussi le sexe des hormones.

Leurs enzymes changent une partie des estrogènes en androgènes. A cause de ces modifications, les femmes athlètes très musclées perdent souvent leurs règles. Les menstruations réapparaissent si elles reconstituent leur réserve graisseuse.

Que devient l'homme obèse dans tout cela ? Hélas, la graisse frappe parfois son point sensible. Car tout excès d'estrogènes risque de perturber sa fonction sexuelle, soit par la baisse du désir, soit en enterrant la verge sous une couche épaisse de graisse pubienne. Tous ces ennuis disparaissent spontanément dès qu'ils peuvent récupérer un poids normal. L'amaigrissement vide en effet les hormones femelles de son stock adipeux.

Chacun répond différemment à l'appel des hormones, les obèses très virils sont loin d'être exceptionnels.

III - UNE LISTE NOIRE INATTENDUE

La liste des médicaments qui perturbent l'équilibre du tissu graisseux est hélas longue. Une étude récente du département de pharmacologie de l'Université de Alabama (The Journal of American Medical Association 267, 1992) révèle que les effets secondaires de certaines substances agissent soit en induisant l'élévation des lipoprotéines LDL, soit en bloquant les adipocytes gorgés de triglycérides.

Les rétinoïdes forment un groupe de dérivés de la vitamine A acide. L'efficacité de ce médicament est remarquable dans le traitement de l'acné, du psoriasis et d'autres affections cutanées.

Chez certains sujets sensibles cependant, les rétinoïdes élèvent le taux du cholestérol et des lipoprotéines athérogènes (LDL et VLDL), altèrent même les lipoprotéines protectrices (HDL). L'augmentation des lipides sanguins atteint parfois un niveau 2 fois supérieur à la normale. Cela peut survenir chez les sujets prédisposés et oblige à arrêter le traitement.

Les corticoïdes, tout comme l'alcool à dose abusive, provoquent l'augmentation des triglycérides. Ces effets indésirables affectent plus gravement la femme que l'homme. Comme les personnes recevant ce médicament souffrent de maladie grave, on ne leur administre en général ce produit qu'un jour sur deux, tout en leur conseillant un régime pauvre en graisse avec contrôle pondéral, exercices physiques et arrêt du tabagisme.

La cyclosporine A, un médicament majeur prescrit en cas de greffe ou de sclérose amyotrophique, présente les mêmes inconvénients que les corticoïdes. Paradoxalement, le surplus de lipopritéines traduit ici une barrière de sécurité pour l'organisme. Ces lipides retiennent en effet le médicament, le libère en compte-goutte. Le fait de réduire le taux des graisses comporte même un danger de voir surgir une quantité massive de cyclosporine ! Les phénothiazines sont des médicaments largement prescrits contre les troubles mentaux. Ce groupe de molécules majore aussi les triglycérides sanguins sans causer pour autant l'obésité. Les anti- épileptiques et les antihypertenseurs, en particulier les diurétiques et les bêta-bloquants, accusent les mêmes inconvénients.

Néanmoins, l'organisme s'adapte progressivement et maintient un niveau lipidique acceptable, si le régime diététique est respecté.

La cimétidine et la ranitidine (utilisées contre l'ulcère), l'interférons... favorisent plus ou moins directement l'exubérance des cellules graisseuses. Les recherches se poursuivent pour évaluer les effets indésirables des autres médicaments.

TABLEAU : LISTE DES MÉDICAMENTS SUSCEPTIBLES DE PERTURBER, EN CAS D'INTOLÉRANCE, LE TAUX DES LIPOPROTÉÏNES

ANALGÉSIQUES	ANESTHÉSIQUES	ANTI-ÉPILEPTIQUES
- Acide acétylsalicylique (Aspirine) - Paracétamol	- Halothane - Méthoxyflurane - Enflurane - Isoflurane *(Ces produits concernent uniquement le personnel médical qui inhale ces molécules présentes dans l'atmosphère ambiante du lieu de travail.)*	- Phénitoïne, valproate, carbamazépine, phénobarbital, progabide.
MÉDICAMENTS ANTI-INFECTIEUX	ANTI-INFLAMMATOIRES (CONTRE LES DOULEURS ARTICULAIRES).	ANTI-THYROÏDIENS
- Acide p-aminosalicylique - Isoniazide - Pyrazinamide - Sulfamide - Tétracycline et ses dérivés - Amodiaquine - Kétoconazole - Sulfaméthoxazole-triméthoprime - Erythromycine - Ethionamide - Nitrofurantoïne	- Phénylbutazone - Ibufénac - Indométacine - Pirprofène - Piroxicam - Ibuprofène - Sulindac	- Propylthiouracile, méthimazole...
		MÉDICAMENTS UTILISÉS DANS LES AFFECTIONS CARDIAQUES ET VASCULAIRES
		- Méthyldopa, acide nicotinique, perhexilline, aténolol, amiodarone, béclobrate, la bétalol, lisinopril, quinidine...
AUTRES		
- Allopurinol, amitriptyline, dantrolène, disulfirame, iproniazide, sels d'or, acétate de cyprotérone, imipramine, phénolptaléine, médifoxamine, oméprazole, probénécide, toloxatone...		

Il ne s'agit pas d'incriminer ces médicaments qui sont précieux dans le traitement des maladies. Mais d'insister, en cas de prise prolongée seulement, sur la nécessité de surveiller périodiquement l'état fonctionnel du foie et la lipidémie.

CHAPITRE XXII

JEUNER N'EST POINT UNE SOLUTION

I - FOLIE ET EUPHORIE AUX PAYS DES OBESES

Il fut un temps où la mode consister à faire dormir les obèses pour les faire maigrir ! On croyait en effet que dormir sans manger produisait des miracles. Ce serait attribuer à Morphée des pouvoirs qu'il ne détenait pas.

Si une personne omet volontairement de prendre son petit-déjeuner sous prétexte que cela fait maigrir, il épuisera rapidement sa réserve de sucre, le glucose, en une heure à peine. La privation déclenche aussitôt l'alerte parmi les enzymes. Car le cerveau et les globules sanguins ne consomment que du glucose. Etant très vulnérables, ils sont les premières victimes du jeûne. L'organisme doit donc tout mobiliser pour subvenir à leurs besoins vitaux, sous peine de voir faiblir la commande, la respiration et la défense.

Les renforts dépêchés sur place proviennent du glucose concentré (le glycogène) stocké dans le foie et les muscles. L'enzyme G-6-phosphatase y brise les chaînes de sucre, libère les molécules de glucose que la sang véhicule vers les organes en détresse. Cela permet de calmer la crise pendant une dizaine d'heures.

Si le sujet commet l'imprudence de ne pas manger le midi ou de suivre un régime famélique, l'organisme sera obligé de dépenser son épargne. Les acides gras libres disponibles des muscles, du coeur, du foie... sont les premiers brûlés, puis ce sera le tour des graisses dont les triglycérides fournissent les acides gras et le glycérol. Nos adipocytes renferment jusqu'à 9O % de leur poids en graisse. Et chaque gramme de cette graisse procure 9,3 kilocalories.

D'où l'avantage de cette réserve. Mais les humains ne ressemblent pas aux pingouins qui peuvent utiliser la totalité de leur graisse sans léser leur musculature.

Heureusement pour nous, la combustion des acides gras produit, en plus de l'énergie, des corps cétoniques que les muscles et le cerveau exploitent à nouveau. C'est ce qu'on appelle «une pierre deux coups». Si bien que le sujet supporte apparemment sa faim jusqu'à croire pouvoir supprimer ou alléger son repas du soir.

Il ignore que la faim pousse ses enzymes à commettre le cannibalisme. Après avoir mangé son propre sucre, elles vont s'attaquer à ses protéines, toujours dans le but de convertir les acides aminés en glucose. Dans cette mission difficile, une hormone du pancréas, le glucagon, leur vient en aide.

Or les protéines constituent l'édifice même de nos cellules. En adoptant cette solution de nécessité, le sujet affamé digère en réalité son corps. Il se mange. Il a simplement brûlé ses meubles pour se chauffer. Et ce sans dépenser pour autant une quantité significative de graisse. Pourquoi donc ? En effet, la transformation de la graisse en énergie exige le travail des enzymes. Comme ces dernières sont de nature protéique, leur déficience limite forcément le rendement de la thermolyse.

Croire que l'on maigrit en jeûnant ou en pratiquant la privation est une superstition tenace. Le peu de poids perdu est payé au prix fort. Car ce n'est pas la graisse qui disparaît, mais les protéines qui forment nos organes et enzymes. Au-delà d'une journée de privation, le tissu graisseux perd 150 gr d'acides gras et 15 gr de glycérol contre 20 gr de protéines que les muscles doivent sacrifier.

Au bout de 10 jours de torture, la diminution de 1,5 kg de graisse se fait au prix de 200 gr de muscles et d'enzymes. Non seulement cela revient trop cher, mais c'est surtout dangereux. D'autre part, un organisme ainsi affaibli devient une proie facile à toute sorte de stress allant de la dépression à l'infection.

A côté de la perte en protéines, on assiste à une élimination urinaire importante en phosphate, calcium, magnésium et sodium. Le sujet qui s'amuse à maigrir en jeûnant risque de générer de vieux os vêtus de peau ridée. Et pourtant, ses reins exténués participent activement à la production du glucose. Cependant, ils se montrent incapables de récupérer les sels minéraux du plasma filtré.

Trop souvent, on ignore que le poids est biologiquement programmé. Devant une ration donnée, il peut rester inchangé, ou augmenté en cas de dépense minime ou de désordre enzymatique. Au debut du jeûne, l'obèse perd rapidement quelques kilos. En fait plus ses adipocytes sont hypertrophiés, plus facilement ils libèrent leur triglycérides. Mais dès qu'ils retrouvent leur taille normale, ils ne maigrissent plus. Par contre, ils ne manquent pas de reprendre en main la situation, en récupérant la réserve perdue.

A l'évidence, la privation a peu de prise sur le surpoids, elle affole simplement son mécanisme de régulation. Se priver pour maigrir est une idée simpliste. Chasser les kilogrammes par le jeûne, ils reviennent au galop. Paradoxe, c'est en mangeant correctement et délicieusement que l'on aide le poids à retrouver son équilibre.

En fait, cet équilibre ne stagne pas. C'est au contraire un état dynamique, évolutif. Tout comme dans le paysage d'un fleuve calme, son eau coule pourtant.

II - PRENDRE DU POIDS EN MANGEANT PEU

Les expériences de P. Even et de S. Nicolaïdis, publiées dans le compte-rendu de l'Académie des Sciences (N°9, 1984) nous expliquent comment on grossit en se privant.

Les chercheurs suivent de près l'évolution pondérale de deux groupes de rats. Ceux du premier groupe peuvent manger librement. Par contre, les rats du 2e groupe sont soumis à un régime sévère.

Au début de l'expérience, les rats affamés commencent à maigrir rapidement. Puis la chute du poids se ralentit et stagne. On arrive ainsi à un niveau stable qualifié de «pondérostat».

Chose étonnante, les rats maigres finissent par s'adapter aux conditions imposées, ils regagnent même quelques kilos tout en mangeant 2 fois moins que leurs congénères nantis. Si on les laisse manger à volonté, ces animaux grossiront très vite, plus rapidement même que les animaux servant de témoins.

Comment procèdent-ils ? D'abord ils réduisent leur dépense physique. Puis, après un délai plus ou moins long, leur équipement enzymatique opère un changement décisif en exploitant à fond le peu de nutriments présents dans leur modeste ration.

Les réactions biochimiques de la lipogenèse s'accélèrent, comme si l'organisme cherchait à rattraper le temps perdu.

D'ailleurs la sensation de la faim ne s'exprime pas avec la même intensité chez un sujet amaigri que chez celui qui se trouve en état de surpoids. Souvent, le premier souffre d'une faim impérieuse. L'organisme avide se dépêche de compenser son déficit énergétique. Ce qui expliquerait pourquoi il reprend sans tarder son poids ancien après un régime sévère.

Il arrive aussi que le sujet amaigri regrossit sans avoir mangé davantage. Tout simplement à cause du phénomène de rebond qui hâte la synthèse des lipides. On dirait que ses enzymes, devenues avides, s'empressaient de stocker tout ce qu'elles trouvent. L'expression «je ne mange rien et pourtant je grossis» dit vrai. Rien d'étonnant donc que l'organisme diffère d'une machine fonctionnant suivant les lois de la thermodynamique.

III - VENTRE AFFAME N'A PAS DE MUSCLE

Lors d'une privation dépassant 3 ou 4 jours, l'organisme a déjà épuisé toute sa réserve de glycogène. Seuls restent les acides gras et leurs dérivés, les corps cétogènes, décelables dans l'haleine sous forme d'acétone. Faute de quoi, le cerveau, le coeur, les reins, les muscles... se contentent d'expoiter ces molécules volatiles pour survivre.

Tandis que le foie, par prudence, commence à refuser de sacrifier ses précieux acides aminés qu'il doit transformer en glucose.

Huit de ses acides aminés sont en effet essentiels à la vie. Il s'agit de la leucine, de l'isoleucine, de la lysine, de la méthionine, de la phénylalanine, de la tréonine et du tryptophane. A cela convient-il d'ajouter quatre autres que nos enzymes ne fabriquent pas suffisamment. Ce sont la cystéine, l'argine, l'histidine et la tyrosine. Tous ces acides aminés doivent être impérieusement fournis par l'alimentation, sous peine de compromettre dangereusement le fonctionnement des nos systèmes vitaux.

C'est souligner encore fois la nécessité absolue d'avoir une alimentation variée, agréable et équilibrés, même pour maigrir.

Toute privation prolongée oblige nos organes à réduire leur dépense de 20 % environ. Le peu de glucose restant est strictement réservé au cerveau et aux globules sanguins. Comme cela ne suffit pas,nos neurones se jettent donc sur les corps cétoniques qui sont les résidus des acides gras oxydés (47 gr/jour). Par bonheur, ces molécules franchissent sans problème la barrière protectrice du cerveau et elles sont de plus faciles à dégrader. Ce merveilleux mécanisme est la survivance de la faculté adaptative du cerveau qui a été tant éprouvée au cours de la longue histoire de l'humanité.

Les autres tissus de l'organisme se contentent essentiellement des acides gras extraits du tissu graisseux lesquels, toujours avares, ne livrent leur réserve qu'in extremis. Enfin le bouleversement physiologique permet au foie d'épargner une partie de ses protéines, d'arrêter leur conversion en glucose (la néoglycogenèse). En effet, la survie au cours des régimes draconniens dépend étroitement de la capacité du foie à sauvegarder sa réserve d'acides aminés pour résister au stress volontairement créé.

Deux études de l'Université de Boston et en Caroline du Nord démontrent que les femmes qui suivent des régimes hypocaloriques font 2,5 fois plus de calculs biliaires que les obèses. Le jeûne perturbe encore plus profondément la composition de la bile. Les acides biliaires altérés sont à l'origine de cette affection. Certains sujets souffrent en même temps de la chute des cheveux, du surmenage rénal, des troubles caractériels...

D'autres surprises encore, le sujet qui a perdu ses kilos après tant d'efforts se retrouve finalement avec autant de graisse. Une telle injustice se voit chez les sédentaires qui ont cherché à maigrir trop vite. Il perdent à la fois leur réserve de glucose, de protéines et de graisse. Mais seuls le glucose et la graisse se reconstituent rapidement au depens de la masse protéique. Pour développer ses muscles, il doit pratiquer régulièrement des exercices physiques.

Un régime moins ambitieux, agréable et personnalisée apparaît de loin préférable. Il n'induit pas la fatigue, procure une sensation de bien-être. En outre, le corps a la possibilité de s'adapter progressivement. Le résultat s'avère d'autant meilleur que l'on pratique un sport adapté, sans courir ni pédaler comme un damné. N'est-il pas plus sage de bien nourrir son corps et de bien l'entretenir que de l'affamer et de le laisser s'avachir ? De nombreux régimes existent. Mais certains principes fondamentaux sont à connaître. La nature de l'aliment importe plus que sa quantité. Perdre 250 gr par semaine est plus profitable qu'un kilo.

Les exercices modérés sont plus utiles qu'un entraînement intensif.

Maigrir demande avant tout le bon sens et la joie de vivre. Ne croyez surtout pas à celui qui prétend que si vous êtes gros, c'est entièrement de votre faute !

CHAPITRE XXIII

LA DOLCE VITA DE NOS CELLULES

I - LE MANQUE DE SUCRE TUE

Toute chute brutale de sucre dans le sang (hypoglycémie) peut foudroyer le cerveau. Soudain, la victime pâlit. Les vertiges la font vaciller. Sa vue se trouble. Les sueurs froides l'inondent. Crampes et tremblements la saisissent. La force lui échappe. Ses membres se ramollissent... Un tel accident peut survenir par temps froid quand on part au travail avec le ventre creux, aggravé même en période de règles.

On conçoit le danger si la personne conduisait au volant ou si elle était en train de monter un escalier.

Bien que le miel nous soit connu depuis toujours, les études sur le sucre et sur son rôle étaient restées longtmps les parents pauvres de la recherche. Car les chimistes étaient persuadés que cette denrée avait déjà livré tout son secret. Ce n'est que depuis une vingtaine d'années seulement que les progrès de la glycobiologie nous ouvrent des perspectives insoupçonnées. La plupart des spécialistes de cette discipline nous disent que l'ère de la biologie du sucre commence à peine ! En effet, le sucre et ses dérivés constituent la matière la plus abondante qu'exploitent tous les êtres vivants, qu'ils soient végétaux ou animaux. D'autre part, non seulement nous découvrons chaque jour de nouvelles variétés de sucres, nous commençons aussi à comprendre les multiples fonctions vitales qu'ils assurent. Production d'énergie, mécanisme de reconnaissance, de défense, de stockage et de signalisation, réactions enzymatiques, coordination des transmissions, processus de fécondation, croissance, de maturation, de vieillissement..., pratiquement aucune activité de la vie ne peut se passer de cette matière organique de premier ordre.

On pourrait presque dire que toutes les maladies résultent en fait des anomalies des molécules de sucre qui augmentent la virulence des germes, des cellules cancéreuses ou au contraire altèrent nos capacités physiologiques. A notre insu donc, les sucres ne cessent de faire la pluie et le beau temps. La lune de miel qu'il passe avec les protéines, les lipides et les acides nucléiques célèbre les noces de la vie, à la fois fructueuse et tumultueuse.

Une famille nombreuse de descendants naît de ces unions contre- natures. Sur ces molécules dansent les électrons, oeuvrent nos enzymes, s'échangent les atomes et les ondes, circulent les flux et les reflux de la sensation et de l'information.

Pourquoi le sucre occupe-t-il une place aussi prépondérante dans le monde du vivant ? Tout simplement parce que sa molécule ne présente pas une architecture linéaire. Chaque acide gras ainsi que la plupart des acides aminés ressemblent à un bout de fil plus ou moins long. L'assemblage des premiers donne des petites billes, tandis que les seconds forment une longue ficelle.

Il n'en est pas de même pour les molécules de sucre. Chacune d'elles, avec ses 6 atomes de carbone plus des molécules d'eau dissociées, constitue un hexagone ou un pentagone hérissés de crochets prêts à se lier avec d'autres molécules. Le sucre peut donc se combiner avec presque toutes les substances.

D'autre part, leur configuration particulière permet de créer sans cesse des structures différentes dotées de propriétés inédites. Avec 2 molécules d'acides aminés différents, la nature ne peut obtenir que 4 combinaisons possibles. Par contre, à partir de 2 sucres différents, elle s'offre une soixantaine de variantes. En augmentant le nombre des unités, le résultat sera exponentiel.

A l'inverse des acides aminés qui ne comptent que 20, il existe au moins 200 sucres de base (les oses). D'où une infinité de formes et de qualités qui enrichit la vie et sa diversification.

II - LE CARBURANT DE LA PENSEE

Nous savons que certains organes vitaux (cerveau, globules sanguins, rétine de l'oeil, l'oreille interne...) ne consomment que du glucose. Ils le dévorent, le dépensent en grande quantité. Ils vivent au jour le jour, sans penser au lendemain.

Pour cette raison, l'organisme doit les entretenir continuellement, sous peine de voir survenir un accident gravissime. Vu sous l'angle énergétique, le cerveau se comporte comme un égoïste, un véritable parasite; puisque le reste du corps doit peiner, digérer, trier, transporter ce sucre pour le nourrir. Ils lui réservent tout le stock qu'ils ont mis des jours à constituer. Interrompre le rythme des repas ne fait que déranger le déroulement de ce programme complexe.

Les autres viscères (intestins, coeur, muscles, foie, reins...) ne raffolent pas moins de tout ce qui est sucré. Ils mangent d'abord leur dessert (le glycogène) avant de s'attaquer au gras et à la protéine.

Etant donné son unique penchant pour le glucose, tout deviendrait si simple si l'on ne donnait au cerveau que du sucre. C'est oublier qu'il est aussi la machine la plus complexe de l'Univers.

La seule qui pense, oublie, rêve, aime, croit et prie. Sa gourmandise et ses caprices n'ont d'égal que son talent de gourmet.

Différent d'un cheval qui remue la tête et la queue en croquant un morceau de sucre, le cerveau ne se satisfait guère de cette denrée qui est pourtant composée de glucose et de fructose. Par contre, l'eau lui viendra à la bouche en évoquant un sorbet ou un calisson d'Aix. Un organe aussi sensible que susceptible n'a pas tort de dire que la façon de donner importe plus que ce qu'on donne.

Notre besoin quotidien se situe aux environs de 2 500 kilocalo ries, et plus encore pour les sportifs et les travailleurs de force (3 500 kcal). Il ne faut pas négliger l'énergie que chacun de nous dépense inconsciemment chaque jour. Elle suffit à pousser un véhicule d'une tonne sur une distance de 20 km ! Cette force provient de l'alimentation dont 50 % au moins doivent être de nature glucidique d'origine céréalière. Les légumes secs (haricot, pois, poichis, châtaigne, sarazin...) apportent aussi d'excellents glucides, de protéines et d'acides gras dans une proportion parfaite.

Dans les conditions physiologiques, la réserve et la dépense du corps s'équilibrent. A peine 1 % des calories ingérées est stocké dans le tissu graisseux au cours d'une année. En principe, un homme ne grossit pas en ayant une alimentation bien répartie et une activité physique normale. Avec l'âge, sa masse grasse tend néanmoins à augmenter, sans pour autant causer l'obésité. Elle reste généralement au-dessous de 15 % du poids corporel.

Tout excès de calories, quelle qu'en soit l'origine, est mise en réserve dans le tissu graisseux. Bien que nous mangions plus pour satisfaire nos sens que pour répondre à nos besoins, il faut avouer que notre corps jongle avec habileté les entrées et les sorties. Seule la conjonction de nombreuses erreurs, biologiques et psycho-socio-culturelles, au cours d'un laps de temps très long, permet de réaliser l'embonpoint. Au fond, dans la nature humaine, être gros n'est ni facile ni gratuit.

A part les dépenses immédiates occasionnées par les activités quotidiennes, la majorité de la nourriture ingérée est transformée en lipides. Notre graisse peut provenir indifféremment du sucre, de la viande ou des corps gras. Il est donc faux de croire qu'un régime végétarien ne fait pas grossir. Tout dépend du bilan énergétique. Sans être obèse, l'ensemble du tissu graisseux représente un compte d'épargne atteignant 100 000 kilocalories.

A côté, le compte courant, sous forme de glucose et de glucogène, ne dépasse même pas 400 kcal. Quant aux protéines, leur valeur énergétique s'élève à 25 000 kcal. Il s'agit là d'un trésor de famille dont on ne touche qu'en cas d'extrême difficulté.

III - SUCRE LENT CONTRE SUCRE RAPIDE

Comme si la complexité du sucre ne suffisait pas encore, les biochimistes préfèrent le mot «ose» pour nommer les molécules de sucres simples. Il en existe de nombreuses sortes, au moins 200.

A l'état naturel, les sucres simples se trouvent rarement isolés.

Ils aiment s'associer en nombre plus ou moins important.

Ainsi donc, le monosaccharide désigne une molécule de sucre simple (ou ose), le disaccharide une molécule formée de 2 sucres simples, exemple : le lactose, le saccharose, le maltose... Si 3 ou 4 sucres composent une structure cohérente, on l'appelle oligoside.

La cellulose, l'amidon, le glycogène... et même le bois sont en fait des agglomérats de sucres complexes (les polyholosides). Tous évidemment se rangent dans la clase des glucides ou hydrates de carbone, c'est-à-dire des combinaisons que les végétaux ont forgées à partir des atomes de carbone et des molécules d'eau ! La concentration en sucre diffère d'un aliment à l'autre : les pâtes (8O %), les légumes secs (55 %), les sucreries (6O à 85 %), les pains blancs (65 %), les pains complets (55 %), les pommes de terre tant accusées (2O % seulement), les fruits frais (8 à 18 %), les légumes verts (1 à 3 %). Les viandes, les poissons et les oeufs renferment un peu de glycogène et de sucre lié aux protéines et aux li pides. Surprise, le lait humain est 2 fois plus sucré que celui de la vache. Le lactose résulte de l'union de 2 sucres (glucose + ga lactose). Il s'agit donc d'un disaccharide élaboré par les glandes mammaires. Le sperme contient par contre du fructose et de l'inositol. Ce dernier arme aussi les membranes. Quant aux glycogènes, ce sont des chaînes de glucose forgées dans le foie et les muscles.

Le sorbitol des fruits a la propriété de retarder le rancissement. De plus, il résiste au chauffage, confère une consistance mielleuse et facilite les manipulations technologiques. Ces raisons ont fait de ce sucre un composant usuel dans l'industrie alimentaire et dans la fabrication des sirops et des boissons sucrées.

Attention, étant donné la finesse de ses cristaux, l'excès de sorbitol gonfle les cellules endothéliales de la paroi interne des vaisseaux. Il en résulte une surface rugueuse sur laquelle se déposent les lipoprotéines. Les fumeurs ont tendance à manger plus sucré parce que leur perception gustative est émoussée. Nicotine et sorbitol font donc bon ménage dans les dépôts de cholestérol.

Une concentration anormalement élevée de sucre simple se fixe sur les protéines et les rigidifie. Ce processus inactive les enzymes, endommage les cellules et hâte leur vieillissement.

Les sujets obèses souffrent fréquemment de troubles métaboliques vis-à-vis du sucre. Ils changent rapidement leurs glucides en triglycérides. Leur enzyme, la lipoprotéine-lipase, convertit mal la graisse en énergie. Leurs cellules se montrent aussi incompétentes à prélever le glucose circulant. Ce qui oblige le pancréas à forcer la porte en sécrétant plus d'insuline. Ces perturbations sont souvent induites par des erreurs alimentaires (abus de sucre, sédentarité...) La génération coca-cola compte de nombreux gros enfants.

Mais la susceptibilité génétique coexiste dans la plupart des cas.

Il est sage de préférer les sucres complexes (céréales, pomme de terre, légumes secs...) aux sucres simples. Les premiers sont dégradés lentement par l'organisme, les seconds se comportent en feu de paille avec des inconvénients fâcheux. Les grains entiers des céréa les renferment en outre des fibres, des vitamines, des oligo-éléments, des protides, des acides gras... Leur absorption demande une longue dépense énergétique de la part des enzymes. Réhabilitons le pain complet, cet aliment de toujours ne fait pas grossir.

CHAPITRE XXIV

PERDU DANS LA JUNGLE DES REGIMES

I - AU COMMENCEMENT ETAIT LA SENSIBILITE

L'obésité pose, et posera sûrement encore, à la médecine des problèmes complexes et difficiles, en dépit de la surabondance des moyens thérapeutiques et malgré les progrès considérables de la recherche sur le tissu graisseux.

La raison principale est que le surpoids ne traduit pas une maladie, mais un état évolutif multifactoriel touchant toutes les dimensions du «phénomène humain».

Comme le stipule le récent Symposium annuel de la New York Academy of Sciences, il n'y a pas une obésité, mais des obésités dont chacune porte son propre cachet biologique et psycho-culturel.

Faute d'être en mesure de proposer une solution miracle, du moins peut-on tenter de comprendre les raisons des échecs et des succès de cetaines méthodes diététiques, d'en dégager les principes généraux à la lumière de la biologie moléculaire. Jusqu'à présent, le traitement se réduit trop souvent à l'obtention précipitée d'une baisse pondérale.

Les nutritionnistes et les diététiciennes cherchent aujourd'hui à élaborer une stratégie à long terme adaptée à chaque cas.

Comme dirait le nutritionniste J. Garrow, les temps sont venus de «traiter sérieusement l'obésité»... parce que certaines pertes de poids sont préjudiciables à la santé.

Nombreux sont en effet les obèses frustrés, découragés à la suite de plusieurs cures inefficaces, ce qui ne veut dire qu'aucune solution n'existe.

II - LES EFFETS PERVERS DE LA PRIVATION

Plus de la moitié des personnes, qui ont cherché à maigrir en suivant un régime impitoyable, ont essuyé non seulement l'échec, mais aussi des troubles graves de leur comportement alimentaire.

C'est ce que révèle une étude américaine récente.

Certaines femmes vont jusqu'à provoquer volontairement des vomissements répétés, convaincues que cela contribuerait à l'amincissement ! D'autres femmes s'enferment dans la solitude, se marginalisent ou adoptent un comportement agressif. D'autres encore réagissent violemment contre la nourriture. Elles deviennent boulimiques.

En général, ces victimes refusent d'entendre parler à nouveau de régime restrictif. Elles cultivent délibérément leur statut d'obèse, défendent leur différence, jusqu'à investir leur génie et leur personnalité dans cette revendication, et ce en raison de la honte ou du sentiment de culpabilité et d'injustice éprouvés au cours des tentatives infructueuses.

C'est à deux chercheurs Herman et Polivy que revient le mérite d'avoir forgé ce concept de restriction, générateur de troubles caractériels dus à une longue privation aberrante.

Ces auteurs font remarquer qu'un régime déséquilibré trop pauvre en hydrate de carbone, les sucres lents (pain, pâtes, céréales, pomme de terre, riz), provoque fréquemment une diminution inquiétante en sérotonine.

Ce neurotransmetteur est indispensable aux centres nerveux pour engendrer la sensation de satiété et de plénitude. Une carence en sérotonine soulève l'anxiété et le dégoût, elle favorise la dépression, tout en excitant les centres de la faim.

L'un des points forts du régime élargi vise à renforcer la ration de glucide. Pas question de se priver de pain si sa quantité et sa qualité correspondent aux besoins nutritionnels.

Le bon sens recommande de préférer le pain complet au pain blanc et aux biscottes sans sel. Ces derniers, dépourvus de cellulose et d'hémicellulose, se digèrent plus vite. En cas d'excès, le pancréas doit décharger plus d'insuline. Ce qui encourage davantage la mise en réserve des calories ingérées.

En évitant le régime trop restrictif et en réhabilitant les valeurs diététiques des hydrates de carbone, on supprime ainsi les effets délétères qu'exercent sur les centres nerveux les privations injustifiées.

III - LA REVOLTE DES GROS

«L'Homme est ce qu'il mange», («Mann ist was er isst.») dit un vieux proverbe allemand. L'aliment ne revêt pas uniquement une réalité calorique, mais aussi un aspect émotionnel et culturel dont l'importance dépasse de loin sa valeur nutritionnelle.

Paradoxalement, il arrive souvent que des critères subjectifs rehaussent le blason d'un produit donné, alors que sa composition biochimique apporte la preuve incontestable de sa médiocrité. Le contraire existe également.

C'est pour avoir négligé cette notion psychologique et esthétique de la nourriture que la diététique a commis ses péchés de jeunesse. Ses règles scientifiques, savamment pesées et calculées, s'a vèrent à la longue monotones et austères. Leur application avait fini par rebuter bien des hommes et des femmes de bonne volonté qui cherchaient à maigrir.

Même parmi les intégristes, leur persévérence et leur admirable renoncement n'ont pas toujours reçu la récompense méritée. C'est à croire que le royaume de la minceur n'admet en fin de compte que ceux qui ont été touchés par sa grâce.

Les mesures simplistes basées sur telle ou telle catégorie d'aliments amaigrissants, sans tenir compte de leur palette gustative, ni de leur harmonie avec les autres mets, avaient maintes fois amené à des erreurs regrettables.

Souvent, les régimes sévères préconisés par les puristes aboutissent à une sorte de terrorisme alimentaire générateur de carences, de frustrations, de sentiment de culpabilité..., sans pour autant affiner le corps. Il ne fait pas bon être obèse en cette fin de XXe siècle.

On semble oublier que l'épanouïssement du goût et de l'odorat déclenche en même temps la sécrétion des catécholamines du cerveau chargées de convertir en calories la graisse brune des viscères.

La querelle entre les gros et les maigres ne date certes pas d'aujourd'hui. D'Hippocrate à Pasteur, le discours médical n'a ja mais cessé d'insister sur le rôle de la diététique. La dieta représentait traditionnellement la clé de voûte sur laquelle s'appuient la santé et le bien-être.

De tout temps, la médecine a fait une large place à l'hygiène de vie, bien au-delà de la diététique diététicienne: bonne manière de s'alimenter, mais aussi de rester actif, de se mouvoir, de se laver, de satisfaire ses besoins, bref, de vivre en relation parfaite avec soi et avec le monde.

En aucun cas, il ne s'agit de la recherche obsédante d'un idéal de minceur en soi. Mais bien la joie que procurent la convivialité, la culture, la saveur, la vue, la dégustation...

Manger doit procurer du plaisir, comme on fait l'amour. Personne ne peut bâcler un acte aussi riche de sens et de sensualité. Dès lors faut-il s'étonner que le fast-food devienne à la longue néfaste ? Il en est également pour un régime caricatural, amputé de son contexte esthétique et de ses compléments qui équilibrent normalement la valeur nutritionnelle et régulatrice du repas.

Solitude et dépression guettent parfois ceux qui ont connu à plusieurs reprises des tentatives infructueuses. Cela s'avère particulièrement préjudiciable chez les personnes âgées. Car leur alimentation se montre déjà insuffisante à l'état normal. Ce qui ne manque pas d'aggraver davantage leur carence en calorie et en protéines.

On conçoit le danger d'une telle situation, entraînant une faiblesse généralisée, physique et psychologique.

Les obèses malnutris du 3e âge existent, nous les avons tous rencontrés, en les prenant pour des gourmands. Il est temps de les nourrir mieux que nous ne le faisons. D'une part, les médecins et les diéticiennes devraient diffuser une information vitale quant aux besoins réels alimentaires du sujet âgé; d'autre part, les pouvoirs publics l'assurer dans les conditions matérielles décentes.

Nous sommes loin du compte.

Au moins, le fait d'élargir leur menu, de leur expliquer les erreurs à éviter, de leur montrer les aberrations dues aux préjugés tenaces, les libère dans une large mesure du carcan et des superstitions. Cela leur permettra de mieux manger et d'améliorer leur ré sistance biologique.

Devant l'inefficacité des méthodes austères et des contraintes antiphysiologiques imposées, la lassitude de nos contemporains provoque une désertion progressive des traitements énergiques.

Il y a peu d'espoir que la science découvrira un jour le remède miracle permettant à chacun d'accéder à un poids idéal, conforme aux canons de beauté à la mode. Pour la simple raison que les mécanismes mis en jeu dans le tissu graisseux sont trop complexes et trop subtils.

Presque tous les neuro-transmetteurs du cerveau interviennent dans la vie des adipocytes, y compris les enzymes, les hormones intestinales et les molécules morphiniques élaborées par nos neurones. Sur ce canevas changeant brodent le désir et le plaisir sans cesse modelés par les sollicitations psycho-culturelles.

C'est pour avoir ignoré cette réalité biologique et émotionnelle que tant de traitements ont échoué, que la révolte des gros éclate.

«Nous avons essayé tous les régimes possibles, dépensé des fortunes en cures d'amaigrissement, en opérations chirurgicales, en produits diététiques, en crêmes amincissantes..., ça suffit. Nous voulons vivre tels que nous sommes. Manger, danser, aimer, et surtout ne plus subir les quolibets et les sarcasmes.» Il est temps de leur rendre justice, de combattre le racisme anti-gros, de nous rendre compte que les gros peuvent être aussi sexy et beaux.

Ces sujets souffrent trop d'une image négative, sous prétexte qu'ils ne répondent pas aux normes et que leur seul salut ne se situe que dans la privation. Ils ont l'impression d'être murés dans leur carapace de graisse qu'aucun moyen ne réussit à percer.

IV - TOUS LES CHEMINS MENENT VERS LE CORTEX

Lieu de convergence des informations sensorielles, motrices et d'analyses, le cerveau travaille en étroite relation avec ses structures profondes, dont les circuits de l'hippocampe, d'où il tire des souvenirs, des repères et surtout une note affective qui colore toute prise alimentaire.

Après la saisie des messages fournis par la vue, le goût, l'odorat, l'ouïe, la perception thermique, la perception de la texture et des volumes de l'aliment..., le traitement de ces sensations se déroule ensuite au coeur du cerveau, dans l'hippocampe.

Notre mémoire les compare aussitôt à l'expérience vécue. Tout ce qui est senti comme désagréable provoque l'aversion, la contrariété, suivies de décharge de molécules chimiques qui égarent le travail des enzymes.

Au lieu de dépenser, de répartir les nutriments par exemple, les enzymes préfèrent les stocker. En revanche, les activités cérébrales se déploient en présence des saveurs plaisantes. Elles harmonisent les dépensent, redistribuent l'énergie générée.

C'est alors que ces analyses s'acheminent vers la partie antérieure du cortex, le lobe frontal. Ici se prend rapidement la décision de goûter à nouveau ou de refuser, d'essayer d'autres mets...

Comme un fin oenologue, le gourmet ne cherche pas à remplir son ventre. Il savoure, découvre, fait la synthèse de ce qu'il sent, conjugue les nuances perçues, commente la diversité des spécialités et le talent des chefs.

Manger n'apporte pas seulement du combustible à l'organisme, nous effectuons là un véritable geste socio-culturel susceptible de re tentir sur l'équilibre métabolique. Le comportement et l'assimilation alimentaires n'obéissent pas à une seule série de facteurs.

Bien plus, les divers facteurs mis en jeu ne s'aditionnent pas les uns aux autres, mais sont en interaction. En d'autres termes, le résultat final diffère complètement de la simple somme des parties.

Ainsi assiste-t-on parfois à une prise de poids inexpliquée après une restriction fantaisiste. A l'inverse, on peut aussi maigrir en manegant intelligemment, et surtout délicieusement.

La distinction entre aspects nutritionnels et émotionnels de l'aliment, bien que commode, reste jusqu'à un certain point factice.

Les études portant sur la gustation et l'olfaction ont mis en évidence l'existence de très grandes variations entre les individus.

La mise en place de ces différences a déjà lieu dès la plus tendre enfance, à l'âge d'un an à peine. Ces faits fondamentaux prouvent la nécessité d'avoir une gamme très large de nourritures capables de répondre à l'exigence de chacun.

Tout régime monotone basé uniquement sur quelques produits, supposés salutaires ou amincissants, n'engendrent finalement que des refus psychologiques et enzymatiques.

Sait-on que les cellules sensorielles tapissant la cavité buccale et la fosse nasale se renouvellent tout au long de la vie ? Autrement dit, nous disposons d'une bouche et d'un nez nouveaux tous les 7 à 10 jours, nous permettant de jouir de ces deux sens sans jamais faillir. Ce qui ne ressemble pas au fonctionnement des yeux, des oreilles dont l'affaiblissement se manifeste précocément.

Or la finesse du goût et de l'olfaction fonctionne aussi comme une barrière de sécurité qui limite les excès. Un cerveau éduqué, aimant discerner une large gamme de saveurs, contrôle mieux les circuits de la faim et de la thermogenèse par intermédiaire des circuits nerveux rétroactifs (le feed-back).

Puisque l'apprentissage joue un rôle fondamental dans la maturation du goût, des goûts; par ce biais s'opèrera le dépassement d'un simple enregistrement des signaux sensoriels vers une construction ayant une signification esthétique.

La gastronomie apprivoise le goinfre. Elle civilise l'Homme.

C'est là l'un des atouts d'un régime adapté, agréable, physiologique, qui n'affame pas, et de plus a le mérite d'insister sur la diversité et le sens esthétique de la nourriture.

V - MANGER RIME PARFAITEMENT AVEC SANTE

Diverses façons de bien se nourrir ne manquent guère, mais chacun de nous, consciemment ou inconsciemment, aime respecter ses habitudes. Aujourd'hui, sous la pression de l'environnement, notre comportement alimentaire a considérable évolué.

Se rendant compte des déséquilibres possibles, un régime bien conçu doit avoir la sagesse d'adopter une tolérance prudente. Il s'efforce de réintégrer dans nos repas un certain nombre de nutriments, de micronutriments et d'oligo-éléments protecteurs, gardiens de toujours de l'harmonie régulatrice de nos humeurs.

On a longtemps négligé ces éléments traditionnels qui oeuvrent dans l'ombre, à l'échelle moléculaire. Leur efficacité nous permet à terme de mieux résister contre toutes sortes d'agression (infection, dégénérescence, vieillissement, stress socio-culturels...) .

Prenons le cas des glucides comportant essentiellement des sucres lents (pain complet...), leur ration doit rester suffisante afin que le taux de glucose du sang reste aux voisinages de 1 gr/litre. Comme nous le savons, tout manque de sucre oblige aussitôt le foie à sacrifier ses protéines pour les transformer en glucose.

Dans l'intestin, la digestion des glucides céréalières n'est jamais totale. Elle fournit en outre des substances utiles à la flore digestive. La lente assimilation de ces glucides complexes écarte les risques de faire grimper trop vite la concentration du glucose sanguin, et par là des décharges brutales d'insuline.

Tout abus de sucre simple pousse inexorablement nos cellules sur la voie de la résistance. Elles refusent de peiner davantage, n'admettent plus l'entrée du glucose, se montrent indifférentes à la sollicitation de l'insuline.

C'est alors que s'installe le diabète non insulinodépendant. Cela signifie que l'injection d'insuline ne fait plus baisser le niveau de l'hyperglycémie. Un tel bouleversement de situation est fréquemment en cause dans l'obésité.

D'autre part, un menu agrémenté de viande et de corps gras est non seulement appétissant, il force aussi nos enzymes à les dégrader, d'où une dépense énergétique supplémentaire.

Ces réactions métaboliques se manifestent souvent avec une telle intensité qu'elles finissent par provoquer l'amaigrissement. Cette voie de conversion favorise en même temps le recyclage du glusoce sous forme de lactate, un dérivé qui participe activement à la lipolyse.

Curieusement, la présence d'un certain taux de protéines empêche la glycémie de grimper. Ce qui freine relativement le stockage du glucose en gouttelettes de graisse.

Bien entendu, tout excès nuit. Il est prudent de ne pas dépasser les limites physiologiques, d'ingérer une boisson abondante de préférence alcaline (Badoit, Vichy, Vitelloise...), de ne pas le conseiller aux sujets souffrant de la goutte.

Ces mesures visent à prévenir avant tout contre l'excès d'acide urique dérivant de la dégradation protéique. Néanmoins, une portion bien ajustée de protéines, associée aux activités physiques, présente des avantages diététiques non négligeables.

Dans la pratique, un régime suffisamment riche en viande maigre peut effectivement faire maigrir. Ainsi nourries, nos enzymes se voient obligées de séparer les protéines en acides aminés, de les recomposer ensuite en protéines propres à l'organisme.

Ce travail complexe exige une grande dépense énergétique. Il induit aussi la libération d'un peu d'insuline. La glycémie tend à chuter, la conversion des acides aminés en glucose se modère.

Pour parvenir à ce résultat, le régime réclame des protéines à la fois animales et végétales. Les premières apportent des acides aminés essentiels dans une proportion souhaitée, les deuxièmes compotent des fibres, des vitamines, les oligo-éléments... Leur diges tibilité, étant de loin plus élaborée, demande un grand effort de la part de nos enzymes.

Ces faits expliquent pourquoi le corps mobilise sa graisse alors qu'il consomme plus, une chance inespérée pour ceux qui se privent depuis des années sans pouvoir perdre ses kilos excédentaires.

On conçoit l'utilité d'une alimentation équilibrée et variée en sources protéiques. L'idéal serait de 50 % de viande et 50 % de protides végétaux, (soit pour la viande ou le poisson 75 gr / jour et le reste en légumes secs). Les adeptes de régimes végétariens doivent savoir qu'un déficit en lysine et en cystéine (protéine soufrée) est possible. L'absence de ces deux acides aminés gêne terriblement le renouvellement des protéines.

La méthionine par exemple doit subir une extraction difficile.

Cet acide aminé essentiel, quelle que soit son origine, est impliquée dans la synthèse des enzymes, elle participe également à la production d'anticorps. Un régime comportant assez de protéines augmente la résistance contre les microbes. Il améliore aussi l'équipement enzymatique chargé de la combustion des triglycérides.

Les protéines, une fois réduites en fines molécules (les oligopeptides), se combinent à leur tour au sucre. L'alliance donne naissance à des glycannes que les cellules incorporent dans leurs membranes. Ces molécules mixtes tiennent dans leurs mains la perméabilité et les mouvements des ions. Leur déficience risque de bloquer les échanges vitaux entre les adipocytes et le reste du corps.

Alors le tissu graisseux tend à vivre en autarcie, se montre réticent à l'appel des hormones thermolytiques.

Les graisses normalement présentes dans l'aliment ne sont pas toujours responsables de l'embonpoint. Elles n'entrent dans le stockage que si elles sont combinées au sucre. La présence de ce dernier attire toujours l'attention du pancréas. L'insuline est alors libérée, aide à constituer la réserve.

Il n'y a donc aucune raison de manger maigre si le menu se compose suffisamment de glucides complexes que nos enzymes se chargent de dégrader au fur et à mesure.

En cas de surpoids, limiter le sucre raffiné s'avère plus important que la restriction draconnienne des lipides.

Certains sujets se montrent d'ailleurs extrêmement vulnérables vis-à-vis du sucre. L'intolérance au glucose peut être d'origine génétique, voire thérapeutique, après une longue maladie nécessitant la perfusion de sérum glucosé par exemple.

VI - RECONCILIER L'ART ET LE NATUREL

Réduire la prise alimentaire suffit-il à faire maigrir ? Généralement, l'obèse qui ne mange pas maigrit, mais il perd en eau; en glycogène et en protéines seulement. Il n'entame guère sa réserve de graisse. Plus navrant encore, il regrossit dès que le régime redevient normal.

L'idée maîtresse des régimes équilibrés vise à orienter le menu vers les sucres lents et les protéines peu grasses (poissons, volailles...) assorties de légumes et de fruits.

Cependant, on ne doit jamais sous-estimer le côté esthétique, palatable, qui a toujours son mot à dire, soit pour soulever l'enthousiasme, renforcer l'adhésion, soit pour rendre l'épreuve plus supportable, moins frustrante.

«Maigrir en mangeant», il fallait y penser. Au fond, la méthode n'est pas moins efficace qu'une autre. A condition de savoir composer dans l'art la ration de protéines requises sans pour cela tomber dans l'excès.

On a longtemps raisonné sur la quantité de graisse ingérée sans penser qu'il existe normalement des nutriments servant à nous protéger du rancissement des acides gras. Parmi ces substances protectrices comptent les vitamines A, C, E... mais aussi du sélénium, les oligo-éléments, les fibres d'hémicelluloses, les pectines...

Les polyphénols du vin, incluant la famille des flavonoïdes, des anthocyanes, des procyanidines, des acides taniques, terpéniques... constituent une deuxième famille d'agents actifs.

Ces molécules anti-oxydantes s'opposent énergiquement à l'assaut de l'oxygène et des radicaux libres. Elles augmentent la résistance de la paroi vasculaire en freinant l'infiltration du cholestérol ainsi que l'invasion des globules blancs (les macrophages).

Mieux, les plaquettes curieuses qui cherchent à s'approcher des molécules de graisses sont aussi tenues à l'écart. Ce faisant, elles préservent nos artères de l'obstruction par des graisses rancies.

La présence des fibres de cellulose, d'hémicellulose et de pectine retiennent une grande partie des glucides et des corps gras. Elles retardent leur absorption, obligent nos enzymes à les dégrader très lentement. La concentration de sucre dans le sang pourra donc bénéficier de cette stabilité. Ce qui diminue leur stockage rapide.

Leur efficacité est même renforcée par l'association des micronutriments fournis par le vin. Une coupe de vin au repas, une seule et surtout du bon, facilite incontestablement la digestion. Elle contribue à atténuer les risques athérogènes en neutralisant les radicaux libres. Ces molécules agressives cherchent à oxyder nos lipoprotéines ou à les accoler en une masse suspecte intolérable dans les voies de la circulation.

Les oligo-éléments fournis par le vin, les légumes, les fruits, les produits de la mer, les céréales complètes animent nos métallo-enzymes sans le dévouement desquelles aucune transformation de graisse en chaleur ne pourra se produire.

Le manganèse stiumle une foule d'enzymes qui interviennent dans le métabolisme du cholestérol et des acides gras. Grâce à son isotope radio-actif, on a pu comprendre son rôle dans le pyruvate carboxylase et dans la superoxyde dismutase, deux métallo-enzymes à manganèse qui réalisent dans les mitochondries la phosphorylation des acides gras. Elles les convertissent ensuite en chaleur tout en sauvant de l'oxydation la fine dentelle de la microcentrale.

Le chrome, dont les vins blancs et les fruits de mer sont riches, se comporte comme un «facteur de tolérance au glucose». Sa carence se rencontre souvent chez les diabétiques, les obèses, et les grands vieillards. On a également signalé le rôle du zinc et du cuivre dans le traitement du syndrome adiposo-génital.

Ces oligo- éléments sont en effet indispensables au fonctionnement des glandes endocrines, et surtout au pancréas qui travaille comme une glande mixte. La plupart des enzymes du pancréa réclament l'assistence de ce métal pour pouvoir concasser les molécules d'amidon, de graisses et de protéines en fragments plus petits.

Le régime élargi a donc détruit un tabou. Il a réhabilité le vin et bien d'autres condiments, montré leurs effets complémentaires dans l'équilibre d'un régime, à condition de les consommer avec modération.

Considérée sous cet angle, la menace de l'athérosclérose ne vient pas uniquement de l'abus des matières grasses, mais aussi de la mauvaise qualité biochimique des graisses absorbées. Manger une infime quantité de beurre rancie s'avère finalement plus néfaste que d'en consommer une ration normale, de fraîcheur requise.

La compréhension du rôle régulateur des aliments contre l'obésité est essentielle. Elle orientera mieux nos choix alimentaires.

Il n'empêche qu'un menu moins sévère, légèrement enrichi de protéines et de glucides lents, paraîsse aux yeux de certains tout à fait insolite, sinon insolente ! Tout simplement, parce que jusqu'à présent, le dogme veut que l'on ne peut maigrir qu'en se privant. Ce dictat a régné pendant un demi siècle sur la vie des obèses.

Pour maigrir vraiment, l'ensemble de la stratégie diététique doit être intelligemment conçu, personnalisé, incluant tous les facteurs biologiques et psycho-culturels.

Il n'y a donc pas de régime miracle, ni un aliment béni qui fait fondre la graisse comme par enchantement. L'essentiel est que les obèses qui suivent tel ou tel régime maigrissent vraiment, le restent, en soient satisfaits et ne souffrent d'aucun inconvénient dû au déséquilbre du menu. Multiple est la voie vers la minceur.

CONCLUSION

I - DE LA FANTAISIE AU FANTASME

Face au foisonnement des régimes dits amaigrissants, l'obèse a du mal à distinguer le vrai du faux, et vice versa. La diététique «sauvage» diffusée par des journaux et des magazines plus ou moins qualifiées ou simplement transmise par le bouche à l'oreille, peut être responsable de sérieux désordres nutritionnels, jusqu'à dérègler gravement le métabolisme.

En effet, tous les régimes ne sont ni anodins ni bons à suivre.

Car non seulement ils ne font pas maigrir, ils s'avèrent même nuisibles pour la santé. Beaucoup d'entre eux donnent l'impression que l'on perd rapidement quelques kilogrammes en peu de jours. En réalité, la fonte se fait aux dépens des muscles et de la réserve d'eau intracellulaire. Dans ce cas, le déssèchement impose à l'organisme des meurtrissures qui hâtent son vieillissement. Des ridules se forment. La peau se ratatine. Le résultat final est de loin moins esthétique que l'état antérieur lequel, bien que ne répondant pas à la mode, garde au moins sa fraîcheur d'origine.

Malheur aux sédentaires ! Après avoir ainsi sacrifié leur réserve d'eau, de sels minéraux et de protéines musculaires, leur corps se remettra à fabriquer de la graisse, mais pas le moindre muscle ! Parce que le muscle ne se développe que grâce aux exercices physiques. Pour cette raison, ces régimes fantaisistes, qui prétendent faire disparaître 5 kg par semaine, aggravent davantage le surpoids. Les millions de personnes qui essaient chaque année le dernier régime à la mode jouent avec le feu. Dieu merci, ces gens qui se plaignent de leur embonpoint sont tous intelligents. Ils découvrent sans tarder l'illusion que leur font miroiter ces régimes sensationnels. Certes les abandonnent-ils au bout de quelques semaines, mais essaient à nouveau d'autres tout aussi décevants. Jusqu'à présent, les inventeurs des régimes miracles commettent toujours deux erreurs fondamentales. D'abord, ils croient que nos cellules graisseuses sont stupides, et qu'elles continuent à dépenser en cas de privation. En fait,elles se défendent. Elles savent parfaitement ne pas vivre au-dessus de leurs moyens, et changent de stratégie en ralentissant l'activité de leurs enzymes. La seconde erreur est de dire que l'organisme lâche sa graisse dès qu'il a faim. Hélas il la garde jalousement et ne la dépense qu'au dernier moment, au prix d'une baisse considérable de la masse musculaire. D'ailleurs chaque tissu graisseux répond selon son propre rythme. Cela veut dire que le régime proposé doit être personnalisé, corrigé au fur et à mesure suivant l'évolution du poids.

Il est donc plus sage de maigrir lentement, selon un rythme physiologique, tout en entretenant son corps par l'acitvité musculaire et les mille plaisirs de la vie, et non de l'affamer bêtement.

Les progrès accomplis en biologie moléculaire démontrent aujourd'hui que les régimes austères ralentissent l'activité enzymatique de nos tissus, ils abaissent donc le rendement du métabolisme. Par contre, les exercices physiques bien adaptés, associés à une alimentation équilibrée, accélèrent la conversion de la graisse en énergie.

Parmi les innombrables régimes existants, on peut les classer en plusieurs grands groupes dont les principes et les inconvénients sont à prendre en compte avant de suivre la voie qu'ils prétendent révéler.

II - LES REGIMES CARNES

Le plus célèbre entre tous est le régime ATKINS qui prêche le salut par les protéines et les lipides, mais condamne l'ennemi juré: le glucide, qu'il soit rapide (sucre en morceaux) ou lent (céréales, tubercules...). D'autres méthodes augmentent aussi la ration de viande visant à compenser le déficit en céréales et en pain. Le déséquilibre d'un tel menu fournit un excès de viande et de matière grasse qui favorise la goutte, aggrave l'épais sissement de la paroi des artères.

III - LES REGIMES VEGETARIENS

1- Dans le VEGETARISME, seule la consommation de viande est prohibée. Il tolère cependant les oeufs et le laitage. Les sources de protéines proviennent essentiellement des légumes secs (lentilles,haricots, soja, pois, pois chiches, arachides, amandes...)

Ce type de régime est assez équilibré. Le laitage apporte d'ailleurs le calcium, les vitamines liposolubles (A et E), des lipides et des acides aminés de qualité.

2- Plus sévère est le régime dit «VEGETALIEN» qui exclut tous les aliments d'origine animale. Leur doctrine prétend que ces derniers constituent une source de toxines. Cette philosophie plus ou moins mythique déséquilibre les rations journalières. Elle provoque des carences multiples en vitamines (B12, E et D), en acides aminés essentiels, en calcium, phosphore, fer, cobalt.

Il est absolument déconseillé aux enfants et aux femmes jeunes.

3- Les cures de fruits, sans aucun autre apport alimentaire, pendant un temps prolongé (15 jours), sont tout aussi aberrantes.

Bien que les fruits soient laxatifs et diurétiques (sauf le coing), ils procurent trop de sucre, tout en privant l'organisme de protéines et de lipides indispensables. Le FRUCTIVORISME est néfaste au-delà de 2 jours, et ce en dépit de l'effet tonique de la broméline que renferment l'orange et le pamplemousse.

4- L'une des variantes du régime végétarien, le CRUDIVORISME, recommande de manger cru. Le laitage et les oeufs sont néanmoinsacceptés, mais on ne doit pas faire bouillir le lait. Il s'agit là d'une diététique plus «NATURISTE» que scientifique. Sa longue pratique provoque le carence en protéines et en lipides.

IV - LES REGIMES DE RESTRICTION

1- Dans la méthode à REPAS UNIQUE, on ne mange qu'une seule fois par jour, en général le soir. Le petit-déjeuner est supprimé.

Mais on peut boire du café ou du thé sans sucre le matin et le midi.

Malheureusement, son inventeur ignore qu'à apport égal, un seul repas quotidien fait plus grossir qu'une alimentation fraction née en 3 ou 4 prises dans la journée. Le fait de ne pas manger pendant de longues heures affole terriblement l'organisme qui réagit par l'activation de la lipogenèse.

2- Quant à la DIETE PROTIDIQUE, elle interdit tout apport en glucide et en lipide. Le repas comporte 100 gr. de protéine par jour, souvent prise sous forme de poudre. On conseille aussi d'avaler des comprimés de vitamines et de boire abondamment, uniquement de l'eau bien entendu. Ce type de régime est pauvre en calories (400 / jour).Au bout d'une semaine, l'aversion vis-à-vis de ces préparations protidiques survient. Le refus s'avère à la fois physique et psychologique. Le rebond est spectaculaire. Le sujet grossit rapidement dès qu'il commence à s'alimenter normalement.

3- Le REGIME SANS SUCRE DIRECT supprime les sucreries, le miel, ainsi que tout aliment sucré (fruit, betterave, carotte, vin, alcool...) Seuls sont permis les glucides lents à base de céréales, de légumes secs, de légumes verts. Les rations de protides et de lipides sont normales.

Ce type de régime est intéressant. Les sujets qui ne peuvent pas se passer de sucre sont autorisés à recourir aux édulcorants chimiques, en sachant que l'abus de ces produits toxiques reste déconseillé.

4- Le régime à BASSES CALORIES comprend de nombreuses variantes.

En général, l'apport ne dépasse pas 1 500 calories, soit la moitié d'une ration normale pour un travailleur de force. Souvent, on réduit les glucides et les corps gras que l'on compense par l'augmentation des protéines. Ces dernières sont choisis parmi les produits les plus maigres: poulet, oeuf dur, poisson, lait écrémé, fromages à moins de 40 % de matière grasse.

La monotonie du menu d'une part, la privation d'autre part, sont source de frustration et de refus. Néanmoins, ce type de régime reste la base de tout traitement amaigrissant, à condition de savoir le varier et de le rendre plus appétissant sans chercher à précipiter la chute spectaculaire du poids. Certains conseillent de porter la ration à 2 000 calories. Elle est ensuite fractionnée en 5 prises, en ajoutant un petit repas à 10 heures et à 16 heures. Ce qui permet de diminuer nettement la sensation de faim.

Le menu habituellement proposé comporte:

- au petit déjeuner: café ou thé sans sucre 100 ml de lait écrémé (ou une cuillerée à soupe de lait écrémé en poudre) 30 gr de fromage.

- vers 10 h: une tranche de pain complet (ou 1 fruit: pomme, poire, orange, pamplemousse...)

- déjeuner: crudité nature 100 gr au jus de citron. viande 100 gr + 1 tranche de pain complet.

légumes verts + 1 cuillerée à soupe d'huile fromage 40 gr (ou 2 yaourts sans sucre)

- vers 16 h: une tranche de pain complet (ou 1 fruit)

- Dîner: crudité nature 100 gr (ou bouillon de légumes) 100 gr de viande (ou de poisson, ou 2 oeufs) + 1 tranche de pain (ou une quantité égale de riz, pâte, ou semoule)légumes verts 200 gr + 1 cuillerée de soupe d'huile fromage 30 gr 1 yaourt sans sucre.

(La tranche de pain vers 10h et 16h est facultative) Ce régime équilibré paraît beaucoup plus logique. Il réalise un amaigrissement progressif, peu spectaculaire certes, mais réel, appréciable et surtout sans a-coups. Il n'est pas pénible à suivre et peut être supporté pendant des mois, s'il est adapté à chaque cas particulier. Le concours d'une diététicienne est dans ce cas précieux. C'est absolument nécessaire si l'on veut atteindre le but. La diététicienne aide à faire varier la nature des aliments. Elle enseigne également la façon de les accommoder aussi délicieusement que possible, tout en corrigeant les erreurs inévitables. Grâce à son assistance, ses conseils, son encouragement, la personne obèse se sent moins seule dans son combat quotidien.

V - LES REGIMES PLUS OU MOINS ABERRANTS

1- Le REGIME SANS SEL n'a jamais fait maigrir qui que ce soit, pour la simple raison que le sel ne fabrique pas de la graisse.

L'obcession pousse même à prohiber de nombreux aliments contenant du sel (charcuterie, fromages, pains, eau minérale, poissons de mer, boîtes de conserve...) En tant que substance minérale indispensable à la vie des cellules, le manque de sel peut induire des désordres inquiétants: hypotension, insuffisance rénale, fuite de potassium et d'autres substances minérales, dégoût alimentaire, nausées, asthénie, crampes...

2- Le REGIME SEC est tout aussi farfelu. L'eau n'est jamais responsable de l'obésité. D'ailleurs le tissu graisseux est même ce lui qui renferme le moins d'eau ! Le sujet qui ne boit pas croit qu'il a maigri. En fait il se déshydrate. Lorsque l'organisme et ses cellules commencent à sacrifier la réserve d'eau qui représente 75 % de leur volume, ils se trouvent ipso facto en danger de mort. Ce régime dangereux doit être formellement interdit.

Malheureusement, il donne à ses adeptes l'illusion d'avoir maigri, alors que leur masse grasse reste intacte.

3- Le REGIME LIQUIDE consiste à ingurgiter tous les aliments sous la forme liquide, mixée. Ce menu n'est pas déséquilibré, mais triste. Car on ne mange plus, on avale sans plaisir ses bouillies. A la longue, la monotonie tue. Les réactions de refus surviennent sans tarder, tandis que la perte de poids se fait attendre.

4- Le REGIME dit DISSOCIE ou à ALTERNANCE DIETETIQUE oblige à consommer chaque jour un seul type d'aliment. Par exemple, on ne mange que des fruits le lundi, que de la viande le mardi, que des légumes le mercredi. Selon cette Ecole, la cure avec un produit unique peut durer quelques jours ou une semaine. Puis le menu se borne à un autre aliment exclusif la semaine suivante.

Il va de soi que cette fantaisie perturbe gravement l'équilibre nutritionnel à cause des multiples carences qui en découlent.

Rien ne prouve d'ailleurs que cela fait maigrir.

La rupture du rythme alimentaire engendre ici une situation conflictuelle, source de frustration et d'angoisse.

5- Le JEUNE INTEGRAL associé à la diète hydrique représente une autre méthode extrême. Le sujet s'impose inutilement une restriction totale de toute nourriture. Pour calmer la faim, il doit boire abondamment soit de l'eau plate ou pétillante, soit des infusions au citron, sans sucre.

Ce type de cure est dangereux, en raison de la perte massive des muscles, du glucose et de la réserve minérale. La décompensation est telle qu'elle déclenche parfois la défaillance cardiaque ou des attaques syncopales. Des morts subites ont même été signalées au cours de ces traitements impensables.

Un jeûne aussi sévère n'a hélas fait maigrir personne. Le tissu graisseux résiste longtemps, il n'est ententamé qu'en dernier lieu, au prix des dégâts considérables. Le poids regrimpe dès la reprise de l'alimentation. Tout se passe comme si l'organisme stressé tend à récupérer le plus rapidement possible le poids perdu.

6- Le REGIME ZEN et le REGIME MACROBIOTIQUE sont d'inspiration mythico-religieuse. Selon Oshawa, maître de cette Ecole japonaise, la pratique permettrait d'éveiller les forces mentales antagonistes qui dorment en chacun de ses adeptes.

La physiologie nutritionnelle y est donc étrangère, remplacée par les conceptions ancestrales: le Yin et le Yang, les principes contraires qui se cherchent et s'équilibrent. Ni la science ni la logique ne peuvent aider à maigrir, mais la foi...

Ces rites recommandent de consommer uniquement les céréales, les fruits et les légumes. Par contre, oeuf, viande et poisson sont interdits. Pas de problème pour le laitage, il n'existait pas au temps des Samuraï.

Plus inquiétant encore, seul le thé est permis. On doit même le boire le moins possible et manger très salé. Il en résulte une déshydration avec excès de sel dans l'organisme.

Les fidèles de cette religion souffrent non seulement de carences en protéines, fer, calcium, vitamine B12, ils sont aussi menacés de sables et de cailloux urinaires, étant donné la raréfaction des urines due à la restriction de boisson. Pourquoi l'eau est-elle prohibée ? Tout simplement parce qu'elle est assimilée dans cette doctrine au principe femelle: le Yin. Machisme oblige.

Le déséquilibre entraîne à la longue l'anémie et la décalcification. Ce type de cure est souvent poussé jusqu'à l'absurde, voire jusqu'au fanatisme. Il a même été maintes fois condamné par le «Council on Food and Nutrition», à cause de ses conséquences désastreuses découvertes chez les sujets jeunes et les personnes âgées de la secte. Tout cela n'a rien à voir avec la diététique, et encore moins avec la nutrition. Il n'empêche que l'exotisme a son charme et fait rêver.

VI - LES REGIMES ANTI-REGIMES

Les contestataires ne manquent pas, heureusement d'ailleurs.

Certaines méthodes comportementales se basent uniquement sur la maîtrise du soi. L'intéressé doit apprendre, grâce à l'autocritique, à limiter la prise alimentaire, et en particulier le grignotage. On groupe ces Écoles sous l'étiquette de «REGIME du SELF-CONTROLE».

Des techniques de respiration et des concentrations mentales enseignent aux disciples à analyser les sensations de faim, les crampes d'estomac, les pulsions alimentaires L'attention se détourne ainsi vers d'autres buts qualifiés de «nobles». On parvient à la longue à se limiter, à jauger l'appétit, à estimer le «trop manger» qui apparaît comme superflu.

L'alimentation reste néanmoins souple, sans le calcul fastidieux des calories. Il n'y a donc pas de régime à respecter, mais le soi. Cette auto-discipline s'intègre bien dans une thérapie de groupe. La prise en charge personnelle s'y trouve encouragée par la dynamique collective.

Le sujet se sent plus libre, plus confiant dans l'anti-régime.

Cela est appréciable quand l'obésité résulte d'un conflit psychologique. Mais ces cas sont rares.

Par contre, une telle approche présente beaucoup d'avantages sous la surveillance d'une diététicienne ou d'un nutritionniste.

Ces derniers apprennent à l'intéressé comment équilibrer son menu et le choix des aliments. Le dialogue recrée l'ambiance chaleureuse qui manque cruellement aux personnes déprimées.

VII - LES REGIMES DITS «AMERICAINS»

Tout ce qui vient de l'autre côté de l'Atlantique ne convient pas forcément à ceux qui vivent sur ce côté.

1- Le prestigieux MAYOCLINIC REGIME se caractérise par son austérité ascétique. Ce protocole impose 600 calories par jour, soit à peine le 1/4 d'une ration normale ! Est-ce parce que l'Amérique a trop d'obèses ? Il ne semble pas que la fameuse Clinique Mayo ait vraiment inventé une méthode aussi fantaisiste.

Sur le plan pratique, la cure exige de manger en plus des légumes et des pamplemousses, 2 à 6 oeufs par jour, pendant 2 semaines. Le peu de calories fournies oblige aussi à rester au repos.

L'arrêt de l'activité rend la vie ennuyeuse chez les curistes qui n'ont même pas assez de force pour pratiquer le sport. La réalimentation, au 16e jour, laisse le choix de manger librement. Bien que beaucoup maigrissent rapidement, 8 kg en 15 jours, ils regrossissent aussitôt. Les nutritionnistes américains eux-mêmes déconseillent fortement ce régime tant vanté par la publicité.

2- Le REGIME SHELTON combine différentes sortes d'aliments selon des règles établies par son inventeur. Sa doctrine prêche une subtile classification de la nourriture en 7 catégories: protéines, graisses, fruits acides, fruits mi-acide, légumes verts, melons, farineux.

A partir de cette distinction arbitraire, Shelton combine les groupes d'aliments selon des lois qu'il a inventées. Par exemple, il conseille d'ingérer le matin uniquement des fruits, le midi des farineux et le soir des protéines.

La comlexité de sa méthode ne repose sur aucune base physiologique. Sur la foi de ses théories, les adeptes doivent respecter scrupuleusement tel ou tel mode d'association. Les aliments tabous sont d'ailleurs nombreux. Pourquoi faut-il manger le melon seul. Pourquoi prohibe-t-il de croquer une pomme après un plat de pomme de terre ? Mystère. Ce qui aboutit fréquemment à des situations de déséquilibre et de carence.

3- La méthode des WEIGHT WATCHERS s'appelle aussi REGIME KRAKE...

Il s'agit d'une thérapie de groupe dont le contrôle se fait chaque semaine, avec des séances d'autocritique sous la direction d'anciens obèses.

Chaque membre reçoit ici un régime hypocalorique (1 200 calories environ), mais l'efficacité de la cure provient surtout de la dynamique de groupe qui sait soutenir et encourager les hésitants, les retardataires et les ricidivistes. La culpabilisation oblige parfois le sujet à abandonner la méthode jugée trop contraignante. Dès lors il ne reste qu'à lui proposer une thérapie individulisée.

En général, le soutien du groupe est souhaitable. Les sujets qui vivent seuls profitent énormément de ce genre d'approche qui leur donne l'occasion de s'exprimer, s'ouvrir, échanger les idées avec les membres du groupe. Le dialogue atténue la tension accumulée, elle contribue efficacement à modifier le comportement alimentaire.

4- Le REGIME dit 60/20/20 recommande de répartir la nourriture d'après la formule suivante :

60 % de légumes ou de fruits

20 % de viande, de poisson, d'oeufs ou de laitage

20 % de céréales ou de féculents.

A condition que ces proportions soient respectées, la méthode ne limite pas la quantité de l'aliment absorbé.

Aucune restriction non plus concernant les boissons.

Ce type de cure se révèle dans l'ensemble hyperglucidique à cause de l'importance de la ration en fruits et en féculents. Il accuse d'autre part une légère insuffisance en protides et lipides.

VIII - ALORS QUEL REGIME SUIVRE ?

Tout d'abord, le régime miracle n'existe pas. Maigrir est une entreprise à la fois sérieuse, scientifique, longue et complexe.

Le devenir d'un tel projet se joue entre l'intéressée, le médecin nutritionniste, et surtout la dététicienne qui suit régulièrement l'évolution du poids et adapte le régime au fur et à mesure. Celui qui maigrit à tort et à travers court le risque de perdre ses muscles, décalcifier ses os, faire vieillir sa peau, affaiblir sa force sexuelle. Le prix à payer dans ce cas s'avère tel qu'il vaille mieux s'en abstenir. En fait, chaque régime doit être personnalisé, adapté au contexte spécifique de chacun.

Le régime d'une amie, et à plus forte raison le régime sensationnel à la mode, ne conviennent pratiquement jamais. La recette qui fait perdre 5 kg à une collègue ne produit pas toujours le même effet sur soi.

Les avancées de la biologie nous permettent aujourd'hui de mieux comprendre le vie intime des cellules graisseuses. Elles donnent raison à ceux qui se méfient de la dictature des régimes et des illuminés de la diététique. En matière d'alimentation, il n'y a ni vérité universelle ni recette standard. Les erreurs d'hier, qu'elles soient académiques ou profanes, étaient nombreuses. Nous savons désormais les éviter. Une ère nouvelle s'ouvre à la compréhension de l'obésité et à son traitement. Mieux, nous savons même comment la prévenir.

POSTFACE

VOIR AUTREMENT L'OBÉSITÉ

Depuis une douzaine d'années, les progrès accomplis dans le domaine de la biologie moléculaire sont immenses. La génétique, la biochimie, la lipidologie, la glycobiologie, l'hormonologie, l'enzymologie, la neurochimie, la cytologie..., mais aussi les sciences cognitives, la psychologie comportementale, l'anthropologie comparée, l'épidémiologie... ont chacune apporté une brique solide à la conception de cet édifice complexe, le tissu adipeux, qui a longtemps échappé à notre compréhension.

Ces disciplines éclairent aujourd'hui d'une lumière nouvelle les problèmes de poids soulevés par la minuscule cellule graisseuse.

«L'être gros est celui qui mange trop» apparaît à l'évidence comme une formule simpliste.

En fait, comme nous l'avons remarqué au cours des chapitres, il n'est pas donné à tout le monde d'être obèse. Il a fallu de nombreuses erreurs accumulées depuis des années et des années, et généralement depuis l'enfance, afin que se constitue progressivement la réserve grasse. Les parents, les enseignants, la société comportent chacun un rôle non négligeable dans ce combat de longue haleine.

Si la science ne dispose pas encore d'une pilule miracle pour faire maigrir, elle comprend néanmoins comment interagissent les multiples causes qui aboutissent à l'embonpoint, parce que les chercheurs parviennent déjà à induire expérimentalement l'obésité chez les animaux de laboratoire, à en étudier l'évolution en modifiant leur patrimoine génétique et leur environnement.

Nous commençons aussi à entrevoir les règles de la prévention qui devraient avant tout s'appliquer aux jeunes. Là résident l'espoir et le traitement le plus efficace, car nos enfants sont les victimes désignées de la publicité vantant les boissons sucrées, les barres de caramel, les gâteaux à grignoter. Seule l'éducation sauvera ces tendres corps inondés de sirop.

Paradoxalement, notre société fabrique des gros qu'elle cherche en même temps à dévaloriser, voire à culpabiliser.

C'est par la convergence des diverses sciences que se fonde dorénavant le traitement du surpoids. Cependant, cette thérapie n'est pas une science en elle-même, mais une discipline d'action, un défi culturel. Son but consiste à expliquer, à réveiller la conscience, à modifier le comportement alimentaire, lequel infléchira en retour le métabolisme des lipides.

Cette action a aussi le devoir de soutenir l'obèse confronté en permanence à l'inquiétude, la frustration, l'espoir et la déception. Plus que la compréhension, il importe de lui apporter un sens, une signification capable de lui révéler le pourquoi des choses contre lequel il se bat aveuglément. Nous sommes désormais en mesure de répondre avec objectivité aux questions qui le rongent ; le fait de pouvoir comprendre soulage et encourage, fait renaître un deuxième souffle pour mieux combattre.

D'ailleurs, toute méthode, si efficace soit-elle mais dépourvue de signification, ne fait que mutiler son humanité et par-là la qualité des relations avec soi et avec les autres. Ici, le principe scientifique de la méthode n'est absolument pas en cause, mais l'idéologie implicite qui y préside. L'étroitesse de l'esprit nuit autant que la carence du savoir.

A l'ère du silicium et des satellites de communication, il serait impensable que les postulats dérivent en dogmes, que la science entre dans le sacré réservé à quelques grands prêtres. Il est temps que le scientisme et l'humanisme se tendent la main. Ensemble ils seront plus aptes à révéler non seulement la relativité de nos certitudes passées, mais aussi des horizons inexplorés où nous mène une culture féconde devenue partie intégrante de la Science.

BIBLIOGRAPHIE

OUVRAGES FONDAMENTAUX POUR EN SAVOIR PLUS

Ailhaud G.
L'Obésité.
La Recherche. 79

Ailhaud G. et Alg.
Obesity : Towards a Molecular Approach.
Alan R. Liss. Vol 133. New-York 9O

Aimez P.
Déterminants psychologiques de la prise alimentaire.
Cahier de Nutrition et de Diététique N°3, 89

Allison D.B. et Alg.
Toward an empirically derived typology of obese persons.
International Journal of Obesity N°15, 91

Anderson L. et Alg.
Energy intake of obese women.
Internat. Journ. Obesity N°13, 89

Baillet J. et Alg.
Précis de physiologie humaine. (3 vol.)
Ellipse Paris 92

Bazan N. et Alg.
Phospholipids in the nervous system.
Springer Verlag Berlin 89

Bell G.I; et Alg.
Molecular biology of mammalian glucose transporters.
Diabetes Care N°13, 9O

Bender A.D. et Alg.
Body Weight Control. The Physiology.
Churchill-Livingstone London 87

Bouchard J.
Is Weight fluctuation, a risk factor ?
New-England Journal of Medicine 91

Brinegr J. et Alg.
Influences sur la fertilité féminine des anomalies pondérales et des déséquilibres alimentaires.
La Presse Médicale N°31, 9O

Brown M. et Alg.
Les récepteurs des LDL, le cholestérol et l'athérosclérose.
Scientific American Jan. 85

Choquet M. et Alg.
La Santé des Adolescents.
INSERM. La Documentation Française 88

Corvol P. et Alg.
L'endothelium, site de production et de métabolisme des peptides vaso-actifs.
Médecine / Science Montréal Paris Oct 93

Creighton T.E.
Unfolding protein folding.
Nature N°8, 91

Darnell J. et Alg.
Molecular cell biology.
Scientific American Book New-York 9O

Després J.P. et Alg.
Effets métaboliques dans l'évolution de la distribution régionale du tissu adipeux avec l'âge.
Age et Nutrition N°1, 91

Dillon J.C.
Les méthodes d'évaluation de la valeur nutritive des protéines en alimentation humaine.
Cahier de Nutrition et de Diététique N°26, 91

Douste-Blazy L. et Alg.
Biologie des lipides chez l'homme.
Edit. Médic. Intern. Paris 88

Drickamer K. et Alg.
Carbohydrate and glycoconjugates.
in «Structural Biology» N°5, 92

Dupin H. et Alg.
Alimentation et nutrition humaines.
ESF Editeur Paris 92

Dwyer S.T.
Health aspects of vegetarian diets.
Americ. Journ. of Clinic. Nutrition N°48, 88

Elbaz J.S. et Alg.
Liposuccion et chirurgie plastique de l'abdomen.
Masson Paris 88

Ellis R.J. et Alg.
Molecular chaperones.
Annual Revue of Biochemistry N°61, 91

Emeret J. et Alg.
Rôle de la peroxydation lipidique dans la constitution de la plaque d'athérome.
La Presse Médicale. N°6, 89

Emorine L. et Alg.
Structure et fonction du récepteur bêta-3-adrénergique.
Médecine / Science nov. 93

Epstein L.H. et Alg.
Ten years follow up of behavioral family based treatment for obese children.
Journal of American Medical Association N°264, 9O

Faure P. et Alg.
Carence en zinc et glucose: conséquences d'un déficit en zinc chez le diabétique.
Age et Nutrition N°1 91

Ferry M.
La nutrition du sujet âgé.
Cahier de Nutrition et de Diététique 9O

Food and Nutrition Board (USA).
Recommanded dietary allowances (12th edition).
National Academia of Sciences. Washington 92

Fruchart J.C. et Alg.
Antioxydant therapy and uptake of human oxydized LDL by macrophage.
New-York Academia of Sciences N°12, 88

Garrow J.C.
Treat obesity seriously. A clinical Manual.
Churchill-Livingstone New-York 91

Goldstein D.J.
Beneficial health effects of modest weight loss.
International Journal of Obesity N°16, 92

Guy-Grand B.
Obésités: perspectives thérapeutiques.
Journal of American Medical Association N°142, 87

Halliwell B. et Alg.
Free radical in biology and medicine.
Clarendon Press London 89

Hammond C. et Alg.
Neurobiologie cellulaire.
Doin Paris 9O

Heyns C.F.
Pelvic Lipomatosis: a review of its diagnosis and management.
Journal of Urology Baltimore N°8, 91

Horwitz A et Alg.
Nutrition in the elderly.
WHO and Oxford University Press 89

Hurley L.C. et Alg.
Trace elements in man and animals.
Plenium Press New-York 88

Jacobs C. et Alg.
Vegetarian children: appropriate and inappropriate diets.
Americ. Journ. Clin. Nutrition N°48, 88

Jarrett R.J.
Is there an ideal body weight ?
British Medical Journal N°293, 86

Karlsson K.G.
GlycobiologyT
rends in Pharmacological Sciences. N°7, 91

Kinabo J.L.D. et Alg.`
Effect of meal frequency on the thermic effect of food in women.
Europ. Journal Clin. Nutrition N°44, 9O

Kovanen P.T.
Le Contrôle du Cholestérol.
La Recherche dec. 85

Laaban J.P. et Alg.
Risques somatiques des obésité : complications respiratoires des obésité.
PIL Editions Paris 9O

Lafontan M.
Régulation neuro-hormonale de la lipolyse : pharmacologie de la mobilisation des lipides.
Institut de Physiologie. INSERM U 317 Toulouse 92

Langaney A.
Vers une histoire de la biodiversité des populations humaines.
La Presse Médicale N° 2O, 93

Lederer J.
Le cuivre, un oligo-élément trop méconnu.
Cahier de Nutrition et de Diététique N°24, 89

Lehninger
Biochemistry.
Worth New-York 93

Luc G. et Alg.
Cholestérol et Athérosclérose.
Masson 91

Matsuzawa Y. et Alg.
Studies on drug-induced lipidosis.
Journal of Lipid. Rev. N°21, 8O

Meunier J.M. et Alg.
Neuro-transmetteurs.
Masson Paris 92

Mourad J.J. et Alg
Conséquences veineuses et lymphatiques de l'obésité.
Ardix Médical Editions 9O

Nicolas M.H. et Alg.
Hyperandrogénie de la femme hirsute et obèse.
Effet d'un régime hypocalorique.
La Presse Médicale N°1, 93

Oomura Y. et Alg.
Progress in Obesity Research.
John Libbey London 91

Orvoen-Frija E. et Alg.
Fréquence et caractéristiques du syndrome d'apnée du sommeil chez les sujets obèses.
Revue Maladie Respiratoire N°7, 9O

Portet R.
Le tissu adipeux brun.
Pour la Science avr. 83

Prothro J.
Protein and amino-acids requirements of the elderly.
Ann. New-York Academia of Sciences 89

Ravussin E. et Alg.
Pathophysiology of Obesity
Lancet N°34O, 92

Rebuffe-Scrive M. et Alg.
Regional adipose tissue metabolism in men and postmenopausal women.
Internat. Journal of Obesity 87
Steroid hormones and distribution of adipose tissue.
Acta Medica Scandinavica Suppl. 723, 88

Reddy B.S. et Alg.
Diet, nutrition and cancer. A critical evaluation. (2 vol.)
CRS Press London 9O

Rifkind B.M.
Drug treatment of hyperlipidemia.
Marcel Dekker New-York 91

Rubanyi G.M.
Vascular effects of oxygen derived free radicals.
Free Radicals Biology Medicine N°4, 88

Sadoul J.L.
Synthèse du VIe Congrès International sur l'Obésité.
Concilia Medica 91

Seidell J.C. et Alg.
Regional distribution of muscle and fat mass in men.
International Journal of Obesity 89

Siegel G. et Alg.
Basic Neurochemistry.
Raven Press New-York 89

Schmit G.
L'Obésité chez l'enfant.
Que sais-je ? N°24-85 Paris 89

Stunkard A.J. et Alg.
A twin study of human obesity.
Journ. Americ. Medic. Associat. 265, 86
Psychological aspect of human obesity.
in «Obesity», Lippincott London 92

Tran Ky et Drouard F.
Obésité.
Economica Paris 84
Ces étranges cailloux de notre corps.
FAR Editeur Lausanne 92
Nos drogues quotidiennes.
Sang de la Terre 92

Vague J.
Obesities.
John Libbey London 91
L'obésité diabétogène.
Revue du Praticien suppl 441, 92

Wing R.R.
Behavioral treatment of severe obesity.
Americ. Journ. Clin. Nutrit. N°55, 92

Yaakov H. et Alg.
Secondary Dyslipidemia.
Inadvertent effects of drugs in clinical practice.
Journal Americ. Medic. Association N°267, 92

TABLE DES MATIÈRES

Mise en page : *Delphine Brossard - ELLÉBORE*

Achevé d'imprimer en mars 1996
CORLET IMPRIMEUR
14110 Condé-sur-Noireau

Dépot légal : Premier trimestre 1996
Numéro d'édition : 86898